高等职业教育高速铁路客运服务专业系列教材

铁路卫生与急救常识

主　编　裴瑞江　靳彩虹
副主编　霍　红　朱新瑜　沈艳丽
主　审　杨雪君

U0261392

中国铁道出版社有限公司

２０２４年·北京

内 容 简 介

本书是高等职业教育高速铁路客运服务专业系列教材之一,主要包括传染病预防与应急处置、急救、铁路列车病媒生物防治、铁路车站及列车卫生、职业卫生与职业病预防等五个项目。本书采用项目—任务式的编写体例,每个项目包含若干个任务,每个任务包含任务引入、知识准备、任务训练三部分内容,符合现代职业教育发展和"教、学、做一体化"的要求,便于实现学生学习理论知识和掌握相关岗位作业技能同步进行,达到理论与实践紧密结合的教学效果。

本书适合作为高等职业院校高速铁路客运服务专业及相关专业教材,也可供从事高速铁路客运相关工作的职工参考、学习。

图书在版编目(CIP)数据

铁路卫生与急救常识/裴瑞江,靳彩虹主编. —北京:中国铁道
出版社有限公司,2023.7(2024.7 重印)
高等职业教育高速铁路客运服务专业系列教材
ISBN 978-7-113-30234-4

Ⅰ.①铁… Ⅱ.①裴… ②靳… Ⅲ.①铁路运输-劳动卫生-高等
职业教育-教材 Ⅳ.①R13

中国国家版本馆 CIP 数据核字(2023)第 084075 号

书　　名:**铁路卫生与急救常识**
作　　者:裴瑞江　靳彩虹

责任编辑:悦　彩　　　　　编辑部电话:(010)51873206　　　　　电子邮箱:sxyuecai@163.com
封面设计:王镜夷　高博越
责任校对:刘　畅
责任印制:赵星辰

出版发行:中国铁道出版社有限公司(100054,北京市西城区右安门西街 8 号)
网　　址:http://www.tdpress.com
印　　刷:天津嘉恒印务有限公司
版　　次:2023 年 7 月第 1 版　2024 年 7 月第 2 次印刷
开　　本:787 mm×1 092 mm 1/16　印张:9.75　字数:248 千
书　　号:ISBN 978-7-113-30234-4
定　　价:32.00 元

版权所有　侵权必究

凡购买铁道版图书,如有印制质量问题,请与本社读者服务部联系调换。电话:(010)51873174
打击盗版举报电话:(010)63549461

前言

　　随着近年来高速铁路的快速发展，动车组列车的开行比例快速增长，对高速铁路客运工作人员的素质要求也越来越高，职业院校陆续开设了"高速铁路乘务""高速铁路客运服务"等相关专业，并设置了铁路卫生与急救相关课程，目的是为本专业学生的专业技能奠定良好的基础。铁路卫生与急救是客运服务的工具，掌握铁路卫生与急救知识技能是铁路客运工作人员最基本的业务素质之一。

　　本教材由南京铁道职业技术学院和甘肃医学院相关骨干教师以多年积累的教学经验为基础，系统综合了公共场所卫生、急救等相关知识，梳理归纳了铁路客运工作人员应掌握的卫生防疫与急救的知识技能相关内容，结合职业教育教改要求，以项目—任务的形式编写。全书包括传染病预防与应急处理、急救、铁路列车病媒生物防治、铁路车站及列车卫生、职业卫生与职业病预防等五个项目，每个项目包含若干个任务，每个任务包含任务引入、知识准备、任务训练。项目—任务式的编写体例更好地落实了职业教育教、学、做一体化的要求，使学员能够扎实地学习理论知识，并掌握有关岗位设备操作技能，达到理论与实践紧密结合的教学效果。

　　本教材由南京铁道职业技术学院裴瑞江与甘肃医学院靳彩虹任主编，甘肃医学院霍红与南京铁道职业技术学院朱新瑜、沈艳丽任副主编，中国铁路上海局集团有限公司上海铁路疾病控制所上海监督科杨雪君任主审。甘肃省静宁县人民医院杨玉霞、河北轨道运输职业技术学院孙志肖参与编写。具体编写分工如下：霍红负责编写项目一、项目五，并参与编写项目二；裴瑞江负责编写项目二、项目四，并参与编写项目一、三、五；靳彩虹负责编写项目三，并参与编写项目一；朱新瑜参与编写项目一、项目二、项目三；杨玉霞参与编写项目三；沈艳丽、孙志肖参与编写项目四。编写过程中得到了南京铁道职业技术学院、甘肃医学院有关教师的帮助，在此深表感谢。

　　由于编者水平有限，书中不妥之处敬请批评指正。

编　者
2023 年 3 月

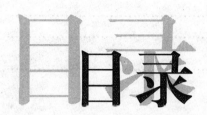

目录

项目一　传染病预防与应急处置

 学习目标

1. 知识目标
- 掌握传染病主要临床表现及处置措施、传染病流行过程的三个基本条件及预防措施
- 熟悉传染病基本概念、基本特征、法定传染病分类、不同传播途径疾病的隔离与预防
- 了解传染病发病影响因素,传染病感染过程的表现
2. 能力目标
- 对传染病有初步识别能力
- 对传染病症状有简单处理能力;熟练掌握隔离、消毒、防护用品的使用方法
- 学会职业防护方法
3. 素质目标
- 同情、关爱传染病患者
- 具有吃苦耐劳及责任意识
- 具有团队合作精神

典型工作任务一　了解传染病

 任务引入

　　传染病是由病原微生物(如朊粒、病毒、立克次体、衣原体、支原体、细菌、螺旋体、真菌)和寄生虫(如原虫、蠕虫、医学昆虫等)感染人体后产生的具有传染性、在一定条件下可造成流行的疾病。

　　自古以来,传染病一直是严重威胁人民群众生命健康的重要疾病。随着传染病防治技术的迅猛发展,虽然许多传染病已经基本得到了控制,甚至有的传染病已经被彻底消灭了,但是在传染病防治工作方面,还是存在着许多不容忽视的问题。一是原有传染病卷土重来。例如,我国已经于 2000 年实现了无脊髓灰质炎的目标,但是,2011 年我国新疆又出现了输入性脊髓灰质炎病例,涉及面较广,造成了严重的危害。二是新发传染病陆续出现。20 世纪 70 年代以来,新发传染病明显增多。由于人类对新发传染病缺乏认识,又无天然免疫力,新发传染病往往传播速度快,波及范围广。例如,近年来全球相继发现艾滋病、传染性非典型肺炎、人禽流感等 40 多种新发传染病,对人类健康构成了新的威胁。三是传染病流行受环境影响。如交通便捷、交流频繁,为传染病播散提供了便利条件。气候变暖、森林减少,使传染病病种不断增加,

导致传染病流行。四是有些病毒长期感染机体后又会引起肿瘤的发生。因此,传染病就在我们身边,随时随地威胁着我们每个人的生命,对传染病的防治和研究工作不容松懈,应继续采取积极有效措施,搞好传染病的预防控制直至被消灭。

请思考:

1. 法定传染病有哪些种类?

2. 传染病发生的基本条件是什么? 传染病是怎样在人群中流行的?

3. 预防和控制传染病的措施有哪些?

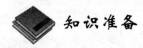 **知识准备**

一、法定传染病

根据《中华人民共和国传染病防治法》(以下简称《传染病防治法》)和国家卫生计生委2013年发布的《关于调整部分法定传染病病种管理工作的通知》等相关规定,法定传染病分为甲类、乙类和丙类。

1. 甲类传染病

甲类传染病有鼠疫、霍乱,为强制管理的烈性传染病。

2. 乙类传染病

乙类传染病有新型冠状病毒感染、布鲁氏菌病、艾滋病、狂犬病、结核病、百日咳、炭疽、病毒性肝炎、登革热、新生儿破伤风、流行性乙型脑炎、人感染 H7N9 禽流感、血吸虫病、钩端螺旋体病、梅毒、淋病、猩红热、流行性脑脊髓膜炎、伤寒和副伤寒、疟疾、流行性出血热、麻疹、人感染高致病性禽流感、脊髓灰质炎、传染性非典型肺炎,为严格管理的传染病。

3. 丙类传染病

丙类传染病有手足口病、流行性感冒(流感)、流行性腮腺炎、风疹、急性出血性结膜炎、麻风病、流行性和地方性斑疹伤寒、黑热病、棘球蚴病、丝虫病以及感染性腹泻病(霍乱、细菌性和阿米巴性痢疾、伤寒和副伤寒除外)。

二、传染病特征

(一)传染病的概念

感染是病原体和人体之间相互作用、相互斗争的过程。引起感染的病原体有 500 种以上,可来自宿主体外,也可来自宿主体内。来自宿主体外病原体引起的感染称为传染,传染主要指病原体通过一定方式从一个宿主个体到另一个宿主个体的感染。构成传染和感染过程须具备三个因素,即病原体、人体和所处环境。

传染病是由病原微生物和寄生虫感染人体后产生的具有传染性、在一定条件下可造成流行的疾病。感染性疾病是指由病原体感染所致的疾病,包括传染病和非传染性感染病。

(二)传染病基本特征

1. 病原体

病原体指可造成人或动植物感染疾病的病原微生物、寄生虫、其他媒介,如微生物、重组体等。每一种传染病都有其特异的病原体。从患者体内检出病原体,是传染病确诊的重要依据。

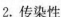

2. 传染性

病原体通过某种途径感染他人称为传染性。传染性是传染病与其他感染性疾病的主要区别。传染病患者具有传染性的时期称为传染期,某种传染病的传染期相对固定,传染期是决定患者隔离期限的重要依据。

3. 流行病学特征

(1)流行性:①散发,指某种传染病发病率处于该地区常年发病率水平;②暴发,指某种传染病在某地或集体单位中短时间内大量出现;③流行,指某种传染病发病率显著高于该地区常年发病率水平;④大流行,指某种传染病在一定时间内迅速传播,波及全国各地,甚至超出国界。传染病流行性示意图如图 1-1 所示。

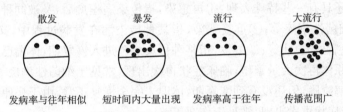

图 1-1　传染病流行性示意图

(2)季节性,指某种传染病的发病率在一定季节明显升高的现象。例如,疟疾、消化道传染病常在夏、秋季节发病,呼吸道传染病常在冬春季节发病等。

(3)地方性,指某种传染病受自然条件、生活习惯等因素影响,仅在一定地理范围内发生,又称为地方性传染病,如血吸虫病等传染病。

(4)外来性,指在国内或某地区原来不存在,通过外来人口或物品从国外或外地传入的传染病。

4. 感染后免疫

感染后免疫指感染某种病原体后,人体产生针对该病原体的特异性免疫,例如,感染麻疹病毒后,患者血清中麻疹病毒的特异性抗体升高。感染后免疫属于主动免疫。

(三)传染病临床特点

1. 传染病临床类型

传染病按病程可分为急性、亚急性和慢性。按病情可分为轻型、中型(普通型)、重型和暴发型。

2. 急性传染病临床阶段

按疾病的发生、发展及转归,急性传染病临床阶段常分为潜伏期、前驱期、症状明显期和恢复期四期,如图 1-2 所示。

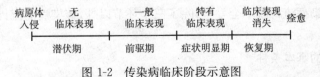

图 1-2　传染病临床阶段示意图

(1)潜伏期,指从病原体侵入人体开始,至出现临床症状为止的时期。有些传染病在潜伏期已具有较强传染性。了解潜伏期有助于传染病的诊断,流行病学调查以及检疫期的确定。

（2）前驱期，指从起病至症状明显开始为止的时期。该期临床表现通常是非特异性的。常有多数传染病所共有的临床表现，如发热、头痛、全身不适、食欲缺乏等，一般持续 1～3 d。前驱期往往已具有传染性，起病急剧者可无前驱期。

（3）症状明显期，指传染病特有的症状或体征明显异常的时期。多数传染病在此期具有很强的传染性。

（4）恢复期，指机体免疫力增强到一定程度，患者临床表现基本消失的时期。此期患者体内可能还有病原体尚未完全清除，如果恢复期结束后机体功能在较长时间内仍未恢复正常，称为后遗症。影响中枢神经系统的传染病易出现后遗症，常见于流行乙型脑炎、流行性脑脊髓膜炎等传染病。

部分传染病还具有一些特殊表现：①再感染，指传染病痊愈后，又被同种病原体感染，常见于流行性感冒、细菌性痢疾等；②重复感染，指某种传染病在发病过程中，又被同种病原体感染，常见于血吸虫病、丝虫病等；③复发，指某种传染病已进入恢复期，体温已正常一段时间，但残存在体内的病原体再次大量繁殖，临床症状再次出现，常见于细菌性痢疾等；④再燃，指某种传染病已进入缓解阶段，但还没有到恢复期，体温未完全恢复正常，由于病原体再次繁殖，体温又重新上升，临床症状再次出现，常见于伤寒等。

3. 传染病常见临床表现

（1）发热：大多数传染病都可引起发热，如流行性感冒、恙虫病、结核病和疟疾等。发热程度以口腔温度为标准可分为：①低热，体温为 37.5～38 ℃；②中度发热，体温为 38～39 ℃；③高热，体温为 39～41 ℃；④超高热，体温为 41 ℃以上。

（2）发疹：许多传染病在发热的同时伴有发疹，称为发疹性传染病。发疹时可出现皮疹，分为外疹和内疹（黏膜疹）两大类。出疹时间、部位和先后次序对诊断和鉴别诊断有重要参考价值。

（3）毒血症状：病原体的各种代谢产物，包括细菌毒素在内，可引起除发热以外的多种症状，如疲乏，全身不适，厌食，头痛，肌肉、关节和骨骼疼痛等，严重者可有意识障碍、谵妄、脑膜刺激征、中毒性脑病、呼吸衰竭及休克等表现，有时还可引起肝、肾损害，表现为肝、肾功能的改变。

（4）单核吞噬细胞系统反应：在病原体及其代谢产物的作用下，单核吞噬细胞系统可出现充血、增生等反应，临床上表现为肝、脾和淋巴结肿大。

三、传染病流行过程

病原体从感染者排出，经过一定的传播途径，侵入易感者机体而形成新的感染，并不断发生或发展的过程，称为传染病的流行过程。传染病在人群中发生流行的过程需要三个基本条件，也称三个环节，即传染源、传播途径和易感人群。这三个环节相互依赖、相互联系，缺少其中任何一个环节传染病流行就不会发生，除了三个环节以外，传染病的流行强度还受自然因素和社会因素的制约。

（一）流行过程的基本条件

1. 传染源

传染源指体内有病原体生存、繁殖并能将病原体排出体外的人和动物，包括患者、隐性感染者、病原携带者、受染动物。

2. 传播途径

传播途径是指病原体从传染源排出后,侵入新的易感宿主前,在外界环境中所经历的全过程。中华人民共和国卫生行业标准《医院隔离技术规范》(WS/T 311—2009)规定:常见传染病传播途径有空气传播、飞沫传播、接触传播等。

(1)空气传播,指带有病原微生物的微粒子($\leqslant 5 \mu m$)通过空气流淌导致的疾病传播,如肺结核等传染病。

(2)飞沫传播,指带有病原微生物的飞沫核($\geqslant 5 \mu m$),在空气中短距离(1 m 内)移动到易感者的口、鼻黏膜或眼结膜等导致的传播,如流行性腮腺炎、百日咳等传染病。飞沫传播尤其容易发生在拥挤的工棚、船舱、候车室内。

(3)接触传播,指病原体通过手、媒介物直接或间接接触导致的传播。

根据接触方式分为:①直接接触传播,传染源与易感者在没有任何外界因素的参与下,直接接触所造成的疾病传播,如性传播疾病、狂犬病等;②间接接触传播,病原体污染环境、用物等导致疾病传播,如血吸虫病、钩虫病等。

根据接触途径分为:①消化道传播,指病原体污染水源、食物后,通过易感者进食而导致疾病传播,如细菌性痢疾等;②虫媒传播,指病原体感染的吸血节肢动物,通过叮咬把病原体传给易感者,导致疾病传播,如疟疾、流行性乙型脑炎等;③血液、体液传播,病原体存在于携带者或患者的血液或体液中,通过应用血液制品、性交等形式传播,如疟疾、乙型病毒性肝炎、丙型病毒性肝炎、艾滋病等;④母婴传播,产前或者分娩过程中,孕妇将病原体传给后代,如乙型病毒性肝炎、艾滋病、梅毒等。

以上传染病传播途径可以归纳为呼吸道传播(空气传播)、消化道传播(经水和食物传播)、接触传播、血液传播、虫媒传播、医源性传播和垂直传播(母婴传播)七种,不同的传染病传播途径不同,有些传染病可通过一种途径传播,而有些传染病可通过多种途径传播。

3. 易感人群

对某种传染病缺乏特异性免疫力的人或人群称为易感者或易感人群。新生人口增加、易感者的集中或进入疫区等易引起传染病流行。而病后获得免疫、人群隐性感染、人工免疫等均可使人群易感性降低,不易引起传染病流行或终止其流行。

(二)影响流行过程的因素

传染病在人群中的流行过程依赖于传染源、传播途径及易感人群三个环节的连接和延续。当其中任何一个环节发生变化时,都可能影响传染病的流行及流行的强度。传染病的流行强度往往受到自然因素和社会因素的影响和制约,两个因素通过作用于三个环节而发挥其促进或抑制传染病流行的双向作用,其中社会因素更为重要。

1. 自然因素

自然因素主要指地理因素与气候因素。大部分虫媒传染病和一些自然医源性传染病,有较严格的地区和季节性。水网地区、气候温和、雨量充沛、草木丛生适宜啮齿动物、节肢动物的生存繁衍与活动。寒冷季节易发呼吸道传染病,而消化道传染病夏秋季节高发。

2. 社会因素

社会因素包括社会制度、经济和生活条件、文化水平以及公共卫生设施、劳动环境等。例如,生活水平低、工作与卫生条件差,可致机体抗病能力低下,增加感染的机会,为传染病的流行提供条件。

此外，还有个人行为因素，包括人类自身不文明、不科学的行为和生活习惯等。这些行为和习惯往往体现在旅游、打猎、集会、日常生活、豢养宠物等过程中。因此，个人旅游应有的防病准备、公共场合的卫生防范、居家卫生措施，自身健康教育均显示其重要性。

四、传染病治疗

治疗传染病的目的不仅在于促进患者康复，而且还在于控制传染源，防止进一步传播，要坚持综合治理的原则，即治疗与护理、隔离与消毒并重，一般治疗、对症治疗与病原治疗并重的原则。

(一)一般及支持治疗

一般及支持治疗是指非针对病原而对机体采取的具有支持与保护性的治疗，包括以下方法：

1. 消毒隔离

根据传染病传染性的强弱、传播途径的不同和传染期的长短，采取相应隔离措施并做好消毒工作。

2. 基础护理

病室保持安静清洁，空气流通新鲜，使病人保持良好的休息状态。对病危患者应注意观察生命体征和病情变化，注意防止各种并发症。

3. 支持疗法

根据病情给予流质、半流质富含营养易消化软食或静脉输液等，保持足够的热量、液体量、电解质、维生素并维持酸碱平衡。

4. 心理治疗

医护人员良好的工作作风、服务态度和同情心，有助于提高患者战胜疾病的信心和加快机体的康复。

(二)病原治疗

针对不同的病原体给以相应病原治疗，既能杀灭消除病原体，更快地控制病情和彻底治愈病人，又可以控制传染源，防止传染病继续传播和扩散。常用药物有抗生素、化学治疗药物和血清免疫制剂等。药物应用必须足够剂量及疗程，同时必须掌握其使用适应证、禁忌证，防止药物的不良反应。

(三)对症治疗

对症治疗有利于降低消耗、减轻损伤、减少痛苦，调节各系统功能及保护重要脏器，使患者度过危险期，为进一步治疗赢得时间，促进康复。治疗方法包括：高热时物理降温，抽搐时镇静，颅内压升高时脱水，心力衰竭时强心治疗，严重毒血症时用糖皮质激素等。

(四)其他治疗

有些感染病(如病毒性脑炎、脊髓灰质炎等)可引起后遗症，需要采取针灸治疗、理疗、高压氧治疗等康复治疗，以促进机体康复。中医、中药对调整患者各系统功能具有重要作用，许多中草药具有抗菌、抗毒、调节免疫功能的作用。针灸疗法对传染病退热、止痉、镇痛、肢体瘫痪及其他后遗症均有不同程度的治疗效果。

五、传染病预防与控制

《传染病防治法》规定,国家对传染病实行预防为主方针,要依靠科学、依靠群众认真做好防治结合、分类管理工作。预防工作应针对传染病流行的四个基本环节进行。

(一)管理传染源

早期发现传染源才能及时进行管理,这对感染者个体及未感染的群体均很重要。传染病报告制度是早期发现、控制传染病的重要措施,防疫部门及时掌握疫情,采取必要的流行病学调查和防疫措施。

甲类传染病要求发现后 2 h 内报告。乙类传染病和丙类传染病要求诊断后 24 h 内上报。甲类传染病需强制管理,乙类传染病需严格管理,丙类传染病需监测管理。

值得注意的是,在乙类传染病中,传染性非典型肺炎、炭疽中的肺炭疽、脊髓灰质炎必须采取甲类传染病的报告、控制措施。

(1)对患者的措施:做到早发现、早诊断、早报告、早隔离、早治疗。传染病疑似患者必须接受医学检查、随访和隔离等措施,不得拒绝。

(2)对接触者的措施:须进行医学观察或集体检疫,必要时进行药物预防或预防接种。

(3)对病原体携带者的措施:做好登记、管理和随访至病原体检测 2～3 次阴性后方视为阴性。对特殊职业(如食品制作、供销人员、炊事员、保育员),应定期检查,发现病人和病原携带者,应予以及时治疗、管理和调换工作。艾滋病、乙肝和丙型病毒性肝炎、疟疾病原携带者严禁献血。

(4)对动物传染源的措施:如属有经济价值的家禽及家畜应隔离治疗,必要时宰杀并加以消毒处理,对有害和无经济价值的野生动物应予以捕杀和销毁。此外,还要做好家畜和宠物的预防接种和检疫。

对被传染病病原体污染的场所、物品及医疗废弃物,必须按照法律法规相关规定,实施消毒和无害化处理。

传染病暴发流行时,当地政府应立即采取相应的控制措施,如限制或停止人群聚集活动、封闭被传染病病原体污染的公共饮用水源、宣布和封锁疫区、实行卫生检疫等。

(二)切断传播途径

切断传播途径是预防传染病最快最有效的措施,切断传播途径主要方法有隔离、消毒和防护措施。

要大力开展卫生宣传和群众性卫生运动,根据传染病的不同传播途径采取不同防疫措施。对消化道传染病要做好床边隔离、吐泻物消毒,加强饮食卫生、个人卫生,搞好水源管理及粪便管理。对呼吸道传染病应注意使居室和病房通风换气,搞好卫生和空气消毒,个人戴防护口罩。对虫媒传染病应使用防虫设备,并采用药物杀虫、防虫、驱虫,消灭动物媒介。对外环境中的病原体及传播媒介可采用物理、化学和生物学方法消除。

消毒是切断传播途径的重要手段,要坚持做好疫源地消毒和预防性消毒工作,对污染的外环境的消毒工作称为疫源地消毒。预防性消毒是指饮水消毒、空气消毒、乳品消毒等。疫源地消毒即对现有或者曾有传染源的疫源地进行消毒,目的是杀灭由传染源排出的病原体。疫源地消毒又可分为随时消毒与终末消毒。随时消毒指疫源地有传染源存在时,随时对其排泄物、分泌物进行消毒。终末消毒指传染源已迁走后(死亡、痊愈等),对疫源地进行一次彻底消毒,以消除遗留在外界环境中的病原体。

(三)保护易感人群

加强身体锻炼,改善营养,以提高机体的非特异性免疫力。在传染病流行前或流行间歇期,通过预防接种以提高人群的主动或被动特异性免疫力。在传染病流行过程中,通过一些防护措施(如戴口罩、手套、护腿、鞋套等)和药物预防保护易感人群免受病原体侵袭和感染。

(四)改善社会和自然环境

根据我国卫生防疫部门有关规定或通知,采取以下措施进一步改善社会和自然环境:①成立国家、省、市、县疾病预防控制中心(简称疾控中心,CDC)。②加强基层预防保健组织建设。③二级以上综合医院设感染性疾病科。④实行计划免疫制度。⑤建设并改善公共卫生设施。改善饮水卫生条件,对污水、污物、粪便进行无害化处置。⑥开展群众性爱国卫生运动,搞好环境卫生。⑦维持生态平衡,预防自然疫源性传染病。⑧倡导文明健康生活方式,提高公众对传染病的防治意识和应对能力。

 ## 任务训练 1——传染病个人防护用品使用

一、实训设计

(一)实训目的和要求

1. 了解传染病常用个人防护用品。
2. 会正确选择和使用个人防护用品。
3. 具有无菌观念、增强疾病防护意识。

(二)实训内容

1. 认识传染病个人防护用品。
2. 练习防护用品的穿、戴和脱。
3. 个人防护用品的选用(能针对不同传播途径疾病正确选用)。

二、实训步骤

(一)实训前准备

1. 用物准备:防护用品,包括医用外科口罩、医用防护口罩(N95 口罩)、帽子、防护服、护目镜或防护面屏、一次性外科手套、鞋套、医疗废物袋或专用回收容器,隔离标志,计算机辅助教育(以下简称 CAI)助学课件、微视频。

2. 护理人员准备:衣帽整洁,剪短指甲,洗手,戴口罩。仪表大方,态度和蔼,语言温和,具有爱护病患的观念。

(二)实训

1. 口罩

(1)口罩类型

①医用外科口罩:外层为阻水层,可防止飞沫进入口罩内,中层是过滤层,可阻隔 90% 的直径大于 5 μm 的颗粒,内层可以吸湿,增加舒适度。

②医用防护口罩：能阻止直径不大于 5 μm 的微粒。N95 口罩是医用防护口罩的一种，"N"表示不耐油性颗粒，"95"表示阻尘率 95％，以此类推，还有 N99、N100 口罩。

（2）正确戴、摘口罩

①有带子口罩佩戴方法（图 1-3）：a. 手持口罩，有鼻夹的一面朝外，鼻夹部位在上。b. 双手先系上方系带，再系下方系带。c. 双手指尖放在鼻夹上，从中间开始，手指分别向两侧移动和按压。根据鼻梁形状塑造鼻夹。d. 上下拉开口罩，调整系带松紧度。

②医用防护口罩佩戴方法（图 1-4）：a. 一手拖住防护口罩，有鼻夹的一面向外，系带在手背外。b. 将防护口罩罩住鼻、口及下巴，紧贴面部，鼻夹部位在上。c. 用另一只手将下方系带拉过头顶，放在颈后双耳以下。d. 再将上方系带拉过头中部。e. 塑造鼻夹方法同有带子口罩。

③医用防护口罩密合性检查：用双手完全盖住口罩，快速呼气（图 1-5）。a. 若鼻夹附近有漏气，按上述调整鼻夹的方法调整鼻夹。b. 若感到口罩周围有气流通过，提示密合性较差，应调整到不漏气为止。

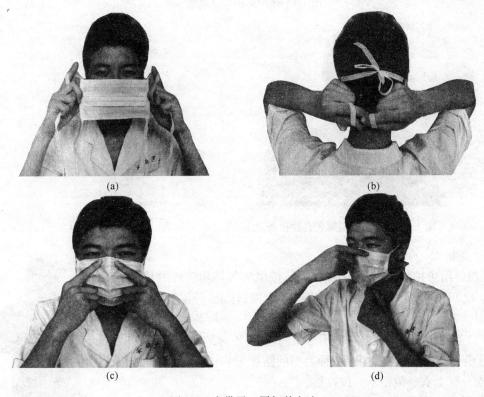

图 1-3 有带子口罩佩戴方法

④摘口罩的方法：a. 手勿接触口罩外面（污染面），勿接触面部。b. 先解开或脱去下面的系带，再解开或脱去上面的系带。c. 捏住口罩的系带，将口罩放入医疗废物袋内（图 1-6）。

（3）注意事项

①接触经空气传播或近距离接触经飞沫传播的呼吸道病患者时，应戴医用防护口罩。

②口罩污染，应及时更换。

③医用防护口罩仅能持续用 6~8 h。

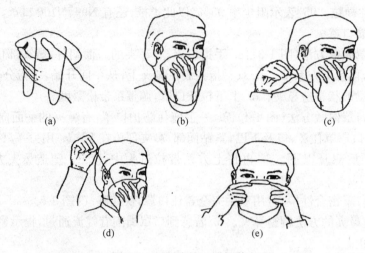

(a)　　　　　　(b)　　　　　　(c)

(d)　　　　　　(e)

图 1-4　医用防护口罩佩戴方法

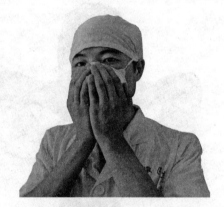

图 1-5　医用防护口罩密合性检查

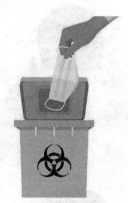

图 1-6　丢口罩方法

2. 防护服

(1)使用防护服指征:①接触甲类或按甲类传染病管理的传染病患者。②可能会受到呼吸道传染病患者血液、体液、分泌物、排泄物喷溅时。

(2)正确穿脱防护服的方法不尽相同,只要不导致污染即可。

①穿防护服(图 1-7)。穿各种类型的防护服均应遵循以下顺序:穿下衣—穿上衣—戴帽子—拉拉锁。

②脱防护服:脱护服时要特别注意避免污染。a. 将拉链拉到底[图 1-8(a)]。b. 向上提拉帽子,使帽子脱离头部[图 1-8(b)]。c. 脱袖子、上衣、下衣[图 1-8(c)]。d. 由上向下边脱边卷,污染面卷在里面[图 1-8(d)、图 1-8(e)]。全部脱下后将防护服放入医疗废物袋或医疗废物容器内。

3. 其他个人防护用品使用要点

(1)帽子。脱帽子时,注意手指伸进帽子里面,轻轻将帽子摘下。

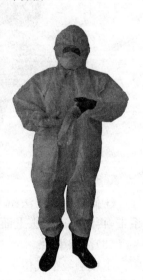

图 1-7　穿防护服

（2）护目镜、防护面罩或面屏。摘取护目镜或防护面罩、面屏时,手不能接触护目镜、防护面罩、面屏的外面(污染面),不能接触面部。

（3）手套、鞋套或靴子、防水围裙。穿脱时,避免接触污染面。

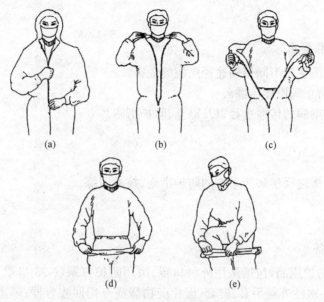

图1-8　脱防护服

4. 使用个人防护用品注意事项

个人防护用品应符合国家标准,在有效期内使用。已用过的个人防护用品,不能与清洁物体表面、衣物接触,应将污染面朝里放入医疗废物袋或专用回收容器中。接触多个同病种传染病患者时,个人防护用品可连续使用。为不同病种传染病患者进行操作,或接触疑似患者,均应更换个人防护用品。个人防护用品被患者血液、体液、分泌物、排泄物、呕吐物污染或浸湿时,应随时更换。

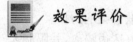 效果评价

传染病个人防护用品使用训练评分表

姓　名		地　点		时　间	
实训项目	实训考查要点	分值	小组评分	教师评分	最终得分
传染病个人防护用品使用	识别防护用品	10			
	防护用品选择	20			
	防护用品使用	60			
	无菌观念、防护意识	10			
合　计		100			

任务训练 2——传染病的防护技术训练

一、实训设计

(一)实训目的和要求

1. 保护工作人员免受不同传播途径疾病的危害。
2. 保护患者,防止病原体传播。
3. 掌握常见传染病的传播途径以及隔离、防护措施。

(二)实训内容

1. 练习洗手。
2. 针对不同传播途径疾病所采取的防护措施、技术演练。

二、实训步骤

(一)实训前准备

1. 用物准备:防护用品,包括医用外科口罩、医用防护口罩(N95 口罩)、帽子、防护服、护目镜或防护面屏、一次性外科手套、鞋套、医疗废物袋或专用回收容器;隔离标志;速干手消毒剂,非手触式水龙头、肥皂等清洁剂、清洁干手物品或设施等;CAI 助学课件、微视频。

2. 环境准备:在单独病房或区域进行,无关人员回避。

3. 护理人员准备:衣帽整洁,剪短指甲,洗手,戴口罩。仪表大方,态度和蔼,语言温和,具有爱护病患的观念。

(二)实训

在按中华人民共和国卫生行业标准《病区医院感染管理规范》(WS/T 510—2016)预防的基础上采取以下措施:

1. 接触隔离

接触隔离适用于经接触传播的疾病,如肠道感染、多重耐药感染、皮肤感染的防护。

(1)患者的隔离:蓝色隔离标志,单人病房,如普通患者同住一室,做好床边隔离,并限制人员的出入及患者的活动范围。

(2)护理人员的防护:①戴手套,接触患者的血液、体液、分泌物、排泄物等物质时应戴手套,手上有伤口时,应戴双层手套。②穿隔离衣,进入隔离病房,从事可能污染工作服的操作时,应穿隔离衣。接触甲类传染病患者时按要求穿脱防护服。

2. 飞沫隔离

飞沫隔离适用于接触经飞沫传播的疾病,如百日咳、白喉、流行性感冒、病毒性腮腺炎、流行性脑脊髓膜炎等的防护。

(1)患者的隔离:粉色隔离标志,单人病房或相同感染源安置统一病房,患者病情允许时戴医用外科口罩,限制患者活动范围及人员出入。加强通风或进行空气消毒。

(2)护理人员的防护:①与患者近距离接触时戴帽子、医用防护口罩。②进行可能产生喷溅的操作时,应戴护目镜、防护面罩或面屏,穿防护服。③当接触患者及其血液、体液、分泌物、排泄物等物质时,应戴手套。

3. 空气隔离

空气隔离适用于接触经空气传播的疾病,如肺结核、天花、麻疹、重症急性传染性非典型肺炎、人感染高致病性禽流感患者和不明原因传染病患者、疑似患者等的防护。

(1)患者的隔离:黄色隔离标志,安置于负压病房,无条件时单间收治,病情允许时,患者应戴医用外科口罩,尽快转送至有条件收治的医疗机构,限制其活动范围,严格空气消毒。

(2)护理人员的防护:①进入病房时,戴帽子、医用防护口罩,穿防水隔离衣。②进行可能喷溅的操作时,应戴护目镜、防护面罩或面屏,穿防护服。③当接触患者及其血液、体液、分泌物、排泄物等物质时,应戴手套,手上有伤口时应戴双层手套。

注意事项:

(1)隔离病室应有明确的隔离标志,限制人员的出入。

(2)一种疾病可能有多种传播途径时,应在标准预防的基础上采取相应传播途径的隔离与预防。

(3)疑似传染病患者应安置在单人隔离病房。

(4)同种病原体感染的患者可安置于一室,做好床边隔离。

(5)病室房门应关闭。

4. 洗手及卫生手消毒

洗手是用肥皂(皂液)和流动水洗手,去除手部皮肤污垢、碎屑和部分致病菌的过程。卫生手消毒是用速干手消毒剂揉搓双手,减少手部暂居菌的过程。

洗手应该在流动水下进行,取适量洗手液(肥皂),均匀涂抹至整个手掌,认真揉搓双手至少 15 s,清洗所有皮肤和指缝,具体步骤有七步,如图 1-9 所示。

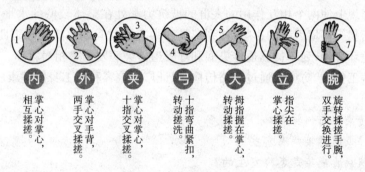

图 1-9 专业洗手七步法

洗手或卫生手消毒指征包括:①直接接触每个患者前、后。②从同一患者身体的污染部位移动到清洁部位。③接触患者黏膜、破损皮肤或伤口前、后。④接触患者的血液、体液、分泌物、排泄物、伤口辅敷料之后。⑤摘手套后。⑥脱隔离衣前、后。⑦进行无菌操作前。⑧接触清洁、无菌物品前。⑨处理药物或配餐前。⑩接触患者周围环境及物品后。

洗手或卫生手消毒应遵循以下原则:①手部有肉眼可见的污染时洗手。②手部没有肉眼可见的污染时,用卫生手消毒代替洗手。③接触传染病患者或处理污物后不论是否有肉眼可见的污染,均需要先洗手后卫生手消毒。

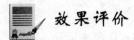 效果评价

传染病的防护技术训练评分表

姓　名		地　点		时　间	
实训项目	实训考查要点	分值	小组评分	教师评分	最终得分
传染病的防护技术训练	隔离类型判定	10			
	防护用品选择	20			
	洗手、防护技术	60			
	协调、沟通能力	10			
合　计		100			

典型工作任务二　了解呼吸道传染病与应急处置

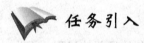 任务引入

　　铁路是我国最重要的交通工具之一,列车车厢空间狭小,且封闭性较强,空气流通差,人员密度较大,来自天南地北的人生活习惯大相径庭,空气质量难以保证,呼吸系统传染病大流行时,疫情通过铁路传播不容小视。列车员和乘客由于环境的持续变化带来的心理和生理上的紧张、疲劳等,客观上使两个相互作用的人群的抵抗力都处在整体较低的水平,再加上微小气候、饮水、人员密集等环境因素的影响,使列车员和乘客长时间处在感染和近距离接触传播传染病的相对高危环境中,列车员肠道传染病和呼吸道传染病发病率相对较高。因此,必须加强铁路防控传染病工作,严防疫情通过铁路传播,保证广大旅客和职工身体健康。

　　请思考:

　　1. 呼吸道传染病有何特点?

　　2. 常见的呼吸道传染病有哪些?

　　3. 新型冠状病毒感染是怎样发生的?

　　4. 怎样鉴别新型冠状病毒感染和流感、普通感冒?

　　5. 铁路车站或列车上可以采取哪些措施预防呼吸道传染病? 如果发生了呼吸道传染病应该怎样处置?

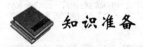 知识准备

一、概述

(一)定义

　　呼吸道传染病是指病原体从人体的鼻腔、咽喉、气管和支气管等呼吸道感染侵入而引起的

有传染性的疾病。常见的有流行性感冒、麻疹、水痘、风疹、流脑、流行性腮腺炎、肺结核等,2003 年新发传染性非典型肺炎(SARS)和 2020 年新型冠状病毒感染也属于呼吸道传染病。

临床上习惯于以喉为界,其上包括鼻、咽、喉称为上呼吸道,将气管、支气管、肺泡称为下呼吸道,如图 1-10 所示。呼吸道具有对吸入空气进行加温、湿润、过滤、清洁作用和防御反射等保护功能。正常人的呼吸系统拥有健全的防御机制,主要有三道屏障:一是鼻毛,阻挡细菌、病毒和灰尘等进入上呼吸道;二是气管与支气管的上皮细胞会分泌黏液(含多种免疫球蛋白),将病原微生物、灰尘等粘住后,随黏膜上皮的纤毛运动不断上移,最后咳出体外;三是肺泡内的

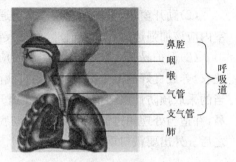

图 1-10 呼吸道

巨噬细胞,可吞噬肺泡中的灰尘等。这三道屏障保证了交换气体的洁净,将空气中的微生物、粉尘等阻挡在呼吸道外难以侵入机体。冬季上呼吸道容易干燥,气道上皮细胞的纤毛运动能力也会随之下降。一旦呼吸道的屏障受到破坏,病原微生物、灰尘等就会"趁虚而入",引发各种呼吸系统疾病。

(二)传播方式

所有的呼吸道传染病都经空气传播,包括飞沫、飞沫核、尘埃等传播方式。

1. 飞沫传播

飞沫传播指含有病原体的飞沫借传染源呼气、说话、咳嗽、打喷嚏等经口、鼻、咽部喷出体外而传播。大的飞沫迅速落在地面,较小的飞沫在空气中悬浮,但停留时间短,传播范围仅限于周围大约 2 m 以内的密切接触者。对外环境抵抗力较弱的病原体常经此方式传播,如脑膜炎双球菌、流行性感冒病毒、百日咳杆菌等。

2. 飞沫核传播

由传染源排出的含有病原体的飞沫悬浮在空气中,由于蒸发失去水分,剩下蛋白质外壳的微小颗粒,内含病原体,称为飞沫核。这种飞沫核可以在空气中悬浮数小时甚至更长,漂浮距离也较远。吸入带病原体的飞沫核引起感染,称为飞沫核传播。病原体抵抗力较强的传染病,如白喉、猩红热、结核病等,可经飞沫核传播。

3. 尘埃传播

含有病原体的分泌物或较大的飞沫落在地面,干燥后形成尘埃,由于人们的活动,使尘埃重新悬浮于空气中,被人吸入而造成传播。凡外界抵抗力较强的病原体,如结核杆菌、炭疽杆菌芽孢等,均可经尘埃传播。

(三)流行特征

经空气传播的传染病主要流行特征是:

(1)一般呈季节性升高,多见于冬春季节。

(2)传播易于实现,病例可连续发生,传播迅速、广泛。

(3)在未经免疫预防的人群中,发病可呈现周期性升高,而免疫力持久的疾病,则以儿童多见。

(4)发病与人口密集程度、居住条件等有关。

(四)预防

(1)控制传染源,切断传播途径,加强对患者管理,坚持早发现、早诊断、早隔离、早治疗。

(2)勤开窗户,室内注意经常开窗通风,保持环境的空气流通,在流行期间,在公共场所及室内应该加强通风和环境消毒,不去人群密集的地方。

(3)保护易感人群,在接近患者时应当戴口罩,避免密切接触,勤洗手、勤洗澡、勤晒被、勤洗衣,养成良好的卫生习惯和提高自我防护意识。加强体育锻炼,增强体质,提高抵抗力。适当的采取预防性服药措施。针对性地开展预防接种。咳嗽和打喷嚏时用一次性纸巾掩住口鼻,并适当处理用过的纸巾;经常和彻底地用肥皂和流动水清洗双手,特别是在咳嗽或打喷嚏之后。外出要戴口罩。

二、常见呼吸道传染病

(一)冠状病毒感染

1. 病原学特点

冠状病毒是自然界广泛存在的一大类病毒,此病毒在电子显微镜下可见如日冕般外围的冠状,因此被称为冠状病毒。这种病毒仅感染脊椎动物,如人、鼠、猪、猫、犬、狼、鸡、牛、禽类。冠状病毒最先是 1937 年从鸡身上分离出来。目前共发现冠状病毒 38 种,其中有 7 种可以感染人类。

新型冠状病毒(SARS-CoV-2)属于 β 属冠状病毒,对紫外线和热敏感,乙醚、75%乙醇、含氯消毒剂、过氧乙酸和氯仿等脂溶剂均可有效灭活病毒。人群普遍易感。传染源主要是新型冠状病毒感染者。主要传播途径为经呼吸道飞沫和密切接触传播,在相对封闭的环境中经气溶胶传播,接触被病毒污染的物品后也可能造成感染。

2. 流行病学特点

(1)传染源

传染源主要是新型冠状病毒感染的患者和无症状感染者,在潜伏期即有传染性,发病后 5 d 内传染性较强。无症状感染者是指无相关临床症状(如发热、咳嗽、咽痛等),但呼吸道等标本核酸检测或抗原检测呈阳性者。无症状感染者也能成为传染源,具有一定的传播风险。

(2)传播途径

①飞沫传播。飞沫传播是指传染源在谈话、打喷嚏、咳嗽,或实施某些操作如吸痰、支气管镜检查等行为产生的飞沫进而传播的过程。在与感染者或疑似感染者交流时,产生的飞沫很容易通过呼吸道进入机体,从而导致新型冠状病毒感染。

②接触传播。在与感染者近距离接触,或者不小心接触被病毒污染的物品也可造成感染。

③气溶胶传播。所谓的气溶胶就是飞沫混合在空气中形成的胶状物,被其他人吸收,从而导致被感染。在相对封闭的列车环境中长时间暴露于高浓度气溶胶情况下存在经气溶胶传播的可能。由于在粪便、尿液中可分离到新型冠状病毒,应注意其对环境污染造成接触传播或气溶胶传播。

(3)易感人群

人群普遍易感,感染后或接种新型冠状病毒疫苗后可获得一定的免疫力。

3. 临床表现

新型冠状病毒感染潜伏期一般是 1~14 d,多为 3~7 d。在潜伏期,患者的血液、粪便和分泌物中含有病毒,可通过病毒核酸检测发现,进而诊断为新型冠状病毒感染。

患者主要临床表现为发热、乏力,呼吸道症状以干咳为主,少数病例伴有鼻塞、流涕、咽痛和腹泻等症状。部分患者以嗅觉、味觉减退或丧失等为首发症状。多数患者愈后良好,少数患者病情危重,多见于老年人、有慢性基础疾病者、晚期妊娠和围生期女性、肥胖人群。重症患者多在一周后出现呼吸困难或低氧血症。严重者表现为急性呼吸窘迫综合征、脓毒症休克、难以纠正的代谢性酸中毒和出凝血功能障碍。极少数患者还可有中枢神经系统受累及肢端缺血性坏死等表现。

4. 车站公共场所预防措施

(1)在入口处设置健康监测点,使用红外测温仪对进入人员进行体温检测。

(2)等候室、购票厅等公共场所应加强通风,保持室内良好的空气质量。

(3)进站口处应配备含醇的手消毒剂、一次性口罩,供进站人员使用。洗手间应配备足够的洗手设施并配备足够的洗手液。

(4)对所有工作人员实行每日晨检,若发现单位员工有发热、咳嗽等呼吸道症状,要求其到医院就诊。同时做好员工的病假登记,建立员工个人健康档案。

(5)站内应开展适当形式的防控知识宣传。

(6)等候室、购票厅等公共场所要及时打扫卫生、清理垃圾,保持卫生整洁;每日用500 mg/L有效氯的消毒液喷洒消毒。含氯消毒剂有皮肤黏膜刺激性,配制和消毒时要做好个人防护,穿戴工作衣、一次性口罩、帽子、护目镜、长筒胶鞋及橡胶手套等。防止儿童触碰。非一次性防护用品使用后,用500 mg/L有效氯消毒剂浸泡消毒30 min后,洗净晾干后使用;一次性防护用品按医疗废物处置。

(7)电梯、栏杆、座椅和洗手间、水龙头等公共场所和部位须定期清洁,用500 mg/L有效氯的消毒液擦拭消毒,作用30 min后用清水擦净。每天至少2次。

(8)空调滤网应每周清洁消毒一次,用500 mg/L有效氯的消毒液浸泡消毒,30 min后,用清水冲净晾干后使用。

(9)在工作过程中发现新型冠状病毒感染的可疑病例时,工作场所在疾控部门指导下或由疾控部门按照《疫源地消毒总则》(GB 19193—2015)要求实施消毒。

5. 铁路运输卫生管理

(1)通过售票控制旅客数量,尽可能安排旅客隔位、分散就座。

(2)在火车站增加体温测量设备,对进出站旅客进行体温检测,再按照相关规范要求进行处理。

(3)增加候车室和旅客列车卫生间等公用设施清洗消毒频次,有条件时配备速干手消毒剂、感应式手消毒设施。

(4)旅客列车载客前应当对车厢进行清洁消毒。座椅套等纺织物应当保持清洁,并定期洗涤、消毒处理。

(5)保障候车室和旅客列车车厢空调系统正常,以最大新风量运行。

(6)旅客、乘务员佩戴口罩,旅客保持安静、减少交流,打喷嚏时用纸巾遮住口鼻,或采用肘臂遮挡等。

(7)旅客列车宜配备手持体温检测仪,在适当位置设立应急区域。

(8)旅客列车宜配备消毒剂,乘客呕吐时,采用消毒剂对呕吐物进行覆盖消毒,清除呕吐物并使用消毒剂进行物体表面消毒处理。

（9）通过车站电子屏、旅客列车车厢滚动电子屏和广播等开展卫生防护知识宣传。

（二）其他呼吸道传染病

1. 流行性感冒

流行性感冒是由流感病毒引起的具有高度传染性的急性呼吸道传染病。流感病毒分甲、乙、丙三型。甲型流感病毒易变异，人群对极易变异后的病毒株缺乏免疫力，甲型病毒多为大流行；乙型病毒多为局限性流行；丙型病毒多为散发性。急性流感患者是本病唯一的传染源，病初 2～3 d 传染性最强，病后 7 d 后仍有传染性，通过空气飞沫传播，人群普遍易感。

流感流行具有一定的季节性，我国北方地区的流行一般发生在春季。接种流感疫苗是预防和控制流感的主要措施之一，在流感流行季节之首对人群进行流感疫苗预防接种，可以减少接种者感染流感的机会或者减轻流感症状。

2. 流行性腮腺炎

流行性腮腺炎是由腮腺炎病毒引起的呼吸道传染病。腮腺炎患者和健康带病毒者是本病的传染源，腮腺炎主要在儿童和青年中发生，尤以 5～15 岁患者较为多见；腮腺炎在冬春季发病较多，但全年即可发生感染流行。被患者和健康带毒者唾液污染的食具或玩具，可引起感染。本病潜伏期 4～21 d，平均 18 d。病毒侵入上呼吸道黏膜并在局部生长繁殖，患者受感染后，可有畏寒、食欲不振、低热、头痛等症状，其后则出现一侧腮腺肿大或者两侧腮腺同时肿大，局部疼痛，开口和咀嚼时疼痛明显，食用酸性食物胀痛加剧，常可波及邻近的颌下腺、舌下腺和颈部淋巴结。腮腺肿大可持续 5 d 左右，以后逐日减退。全部病程约 7～12 d，可并发睾丸炎、卵巢炎、脑膜炎等。应及时隔离患者至消肿为止。服用抗病毒中药可预防，流行季节可注射"麻腮风"疫苗提高机体免疫力。

3. 肺结核

肺结核是由结核分枝杆菌引起的肺部感染性疾病。结核菌还可侵入人体的其他脏器，引起肺外结核。一年四季都可以发病，15～35 岁的青壮年是结核病的高发年龄。人与人之间经呼吸道传播是本病传染的主要方式，与病人密切接触及病人随地吐痰，待痰液干燥后，痰菌随灰尘在空气中传播均可传染。病人应养成分餐制习惯，与病人共餐或食入被结核分枝杆菌污染的食物可引起消化道感染。其主要临床表现有全身疲乏、失眠、盗汗、午后潮热、咳嗽、咳痰、咯血、胸痛及呼吸困难等。儿童时期应按时接种卡介苗。接种后可增加免疫力，能避免被结核分枝杆菌感染而患病。

三、旅客列车上发生传染性疾病应急处置

铁路作为社会主要交通运输工具，是人流密集场所，尤其在环境相对封闭的铁路列车上发生传染性疾病时，应严格按照国家相关规定做好应急处置工作。

（1）在国家发布疫情防治时期，必须严格执行上级制定的疫情防治应急预案进行处置。在列车上经医生初步诊断为传染病或疑似传染病者，列车长应及时将旅客安排在车厢一角，与车厢其他旅客隔离，以防传染。

（2）对病人所在车厢进行封闭，对传染病人和前后格内的密切接触的旅客进行登记，内容包括姓名、年龄、车票、票号、发到站、身份证号码、住址及联系方式。

（3）按规定向段排班室、当地所在铁路局集团公司客运调度及时汇报，听候指示妥善安排，并发电报通知前方停车站和防疫部门对列车进行消毒，在未消毒之前，对病人乘坐的座位及周

围其他旅客不得乘坐或停留。上报内容应包括车次、时间、地点、病人主要症状、体征、发病人数、发病时间、旅行目的站、病人所在车厢顺号和密切接触者人数等。

(4)对患有传染性病的旅客,按规定就近移交前方有接收能力的车站,并由车站联系将其送往指定医院。

(5)凡接触过传染病人的乘务人员,不得在车厢内随意走动,指定专人负责传染病人的饮食和饮水工作。对接触过或处理病人的工作人员,返段后由防疫部门负责进行体检和留察。

 ## 任务训练——核酸检测样本采集与管理

一、实训设计

(一)实训目的和要求

1. 掌握核酸检测标本的采集方法(应取得相关采样培训合格证书后方可进行实际操作)。
2. 掌握核酸检测标本采集个人防护用品的穿脱流程。
3. 熟悉核酸检测标本的保存与运送注意事项。

(二)实训内容

1. 咽拭子核酸检测标本的采集。
2. 鼻拭子核酸检测标本的采集。

二、实训步骤

(一)实训前准备

1. 采样人员防护用品准备:防护服、N95 口罩、护目镜、双层橡胶手套、靴套。

(1)穿防护用品步骤:手卫生→戴医用防护口罩(检查密闭性)→戴一次性帽子(头发不能外露)→戴一次性鞋套→戴第一层手套→穿防护服(防护服帽子要盖住一次性帽子)→戴护目镜或面屏→穿防护靴套→戴第二层手套。

(2)脱防护用品步骤:手卫生→摘护目镜或面屏→手卫生→脱防护服连同第二层手套、靴套→手卫生→(进入二脱区)手卫生→摘一次性帽子→手卫生→摘医用防护口罩(全程避免触碰口罩外侧面)→手卫生→摘一次性鞋套→洗手、消毒。

注意:所有摘下物,均放在黄色垃圾袋子里(标示医疗垃圾)。

2. 采样物品准备:病毒采样试剂盒(内含采样拭子 2 个和采样管 1 个)若干、无菌压舌板、纱布块、塑料密封袋、手消液、75%酒精喷壶、专用生物安全运输箱、登记本。

3. 采样对象准备:采样前 2 h 禁食,以免引起呕吐。

(二)实训

1. 标识及信息登记

(1)登记流程:采集前收集并登记受检者相关信息(包括姓名、性别、年龄、就诊卡号、联系电话、采样日期和时间、开单科室),并进行采集管编号。

(2)登记要求:采集点存留核酸采样的预约单,纸质登记表随标本送检前应当备份存档于采集点,便于及时追溯受检者。

2. 采样流程

(1)咽拭子采集法:被采集人员头部微仰,嘴张大,发"啊"音,露出两侧扁桃体,采集人员将拭子越过被采集人员舌根,在两侧咽扁桃体稍微用力来回擦拭至少 3 次,然后在咽后壁上下擦拭至少 3 次。

(2)鼻拭子采集法:被采集人员头部微仰,嘴微张,一手轻扶被采集人头部,一手持拭子贴鼻孔进入,沿下鼻道的底部向后缓缓深入(以垂直面部方向插入鼻道),直至感觉"触壁感",轻轻旋转一圈(如遇放射性咳嗽,应停留片刻),然后缓缓取出拭子,动作轻柔,以免发生外伤出血。

3. 样本处置

(1)操作完毕后,将拭子头置入管内、拭子折断点置于管口处,稍用力折断使拭子头落入采集管的液体中,弃去折断后的拭子杆,旋紧管盖。

(2)用酒精纱布消毒采集管后,装入透明的密封袋(一层容器),75%酒精喷洒密封袋外部,封口。

(3)将密封袋放入二层容器,75%酒精喷洒消毒,旋紧盖子。

(4)将二层容器放入具有"生物危害"标识的专用标本转运箱(推荐使用符合《危险品航空安全运输技术细则》A 类物品运输 UN2814 标准的转运箱),二层容器和转运箱之间应当放置降温凝胶冰袋,应固定在转运箱内,保持标本直立。

(5)每个采样后采样人员均应进行手消毒、更换手套,再进行下一个采样操作。

4. 样本管理

(1)标本包装:双层容器包装,放入转运箱。

(2)标本送检:采集后放置不超过 4 h,应在 2~4 h 内送到实验室,如需长途运输标本,应采用干冰等制冷方式进行保存,严格按照相关规定包装运输。

(3)标本保存:标本应尽快检测。在 4 h 内进行检测的可置于 4 ℃保存,24 h 内无法检测的标本则应置于-70 ℃或以下保存(无条件则于-20 ℃冰箱暂存)。

5. 注意事项

查对无误,操作规范、动作轻柔,尽量避免在进食后 2 h 内留取咽拭子标本,以防呕吐。采集咽拭子后的采样管要竖立放置。沟通良好,体现人文关怀。若采样过程中手套被污染,一定要及时更换。做好自我防护。

 效果评价

核酸检测样本采集与管理训练评分表

姓　　名		地　点		时　　间	
实训项目	实训考查要点	分值	小组评分	教师评分	最终得分
核酸检测样本采集与管理	采集前准备	20			
	咽拭子采集方法	30			
	鼻拭子采集方法	30			
	标本管理	10			
	个人防护措施	10			
合　　计		100			

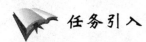

典型工作任务三　了解消化道传染病与应急处置

任务引入

车站与列车属于多人接触环境,感染致病菌的概率较高。最新研究中涉及的采样点,如扶梯、座椅等都是多人接触位置,人们在掏钱买票、摸电梯或车厢扶手时,就可能接触到各种致病微生物。如果没有良好的卫生习惯,在车站及列车上吃东西,或吃东西前不洗手,就可能因此患上消化道传染病。因此,相关部门要实时监测车站与列车各类污染物数值,做好公众健康教育,加强防范污染,阻断传播途径,很大程度上能避免感染消化道传染病。

请思考:

1. 何为消化道传染病?
2. 常见的消化道传染病有哪些?
3. 消化道传染病的流行特征有哪些?
4. 伤寒、霍乱、细菌性痢疾是怎样传播的? 怎样预防?

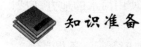

知识准备

一、概述

(一)定义

肠道传染是指各种病原体经口侵入肠道,并能由粪便排出病原体的一类疾病的总称。其病原体大多随病人或携带者的粪便排出,如果不经处理,可以污染周围环境,通过水、食物、手、苍蝇、蟑螂等媒介经口感染。污染范围较大时可引起大的传播流行。常见的病种有霍乱、伤寒和副伤寒、细菌性痢疾、脊髓灰质炎、甲肝、戊肝、感染性腹泻病以及其他通过肠道传播的传染病。

(二)传播方式

1. 经水传播

病人或病原携带者的粪便、呕吐物排入水源,洗涤被病原体污染的衣裤、器具、手等都可使水受到污染。水源受到污染后可引起肠道传染病的暴发流行。霍乱、伤寒、菌痢被称为三大水媒病。

2. 经食物传播

在食品的生产、加工、运输、储存和销售的过程中都存在被病原体污染的危险,食品中的病原体可来自存放容器、进餐用具、手的接触、施用粪肥及被昆虫污染等。

3. 接触传播

通过握手,使用或接触衣物、文具、门把手、钱币等都有可能造成病原体的传播和扩散。

4. 昆虫传播

苍蝇、蟑螂等都能起机械搬运病原体的作用,有些病原体还能在昆虫的肠管里存活一段时间,甚至繁殖。到处活动的苍蝇、蟑螂等昆虫也是造成肠道传染病扩散的重要原因。

(三)流行病学特征

(1)夏秋季节高发。传染源为病人和病原携带者。

(2)通过水、食物、日常生活接触和苍蝇等媒介进行传播。

(3)人群普遍易感。

(四)预防

对法定传染病(如霍乱、痢疾、伤寒等)一经明确诊断,即应立即上报防疫部门。

(1)控制传染源:隔离病人和疑似患者直到无传染性为止。接触者应留检一定时限。凡疑似病人的餐具、茶具、生活用品要分开使用和保管。在集体单位中的疑似病人也要做到宿舍分开、厕所专用、饮食隔离。炊事员、保育员每年定期检查身体,当查出病人(如患肝炎或痢疾等)或疑似病人时,要调离工作岗位,待痊愈后方可恢复原工作。

(2)切断传播途径:是预防消化道传染病的关键性措施,即"三管一灭"。

①管好饮食:不吃腐败变质的食物;不吃苍蝇叮爬过的食物;不暴饮暴食;饭前便后要洗手;隔夜的饭菜和买回来的熟食要重新煮沸;餐具、食物要防蝇;餐具要煮沸消毒;生熟刀板要分开;生食瓜果要洗涤消毒;杜绝生吃水产品。

②管好水源:自来水要按规定消毒;不喝生水;不到被污染的河、塘水中取水、洗澡;不在河边洗刷肠道传染病的衣服、用具和便桶;防止粪便、农药、脏水污染水源;使用河水的地方,应划分饮水段和用水段。

③管好粪便:粪便要进行无害化处理;不施鲜肥;病人的呕吐物和排泄物未经消毒,不得乱倒。

④消灭苍蝇:保持室内外环境卫生,消除和控制苍蝇滋生地;采取各种措施消灭苍蝇、蟑螂、老鼠。

(3)保护易感人群,应定期进行预防接种(如乙肝疫苗、脊髓灰质炎疫苗、伤寒、副伤寒疫苗等)。也可对相应疾病进行丙种球蛋白注射(如预防甲型肝炎时)或以中草药(如大蒜、金银花、野菊花等服用以防止细菌性痢疾)来防止流行。

①喝开水:注意饮水卫生,不喝生水,在流行季节保证饮用卫生安全水,一定要喝开水,防止因失水过多而发生脱水;自然灾害时,可饮用安全的瓶装或桶装矿泉水等。

②吃熟食:不吃腐败变质食物,尤其注意不要生食或半生食海产品、水产品。食物(包括肉、鱼、蔬菜等)要彻底煮熟、煮透后再吃。吃剩余的食品、隔餐食品要彻底再加热后食用。外出旅游、出差、工作要挑选卫生条件好的旅店就餐,并尽量少食凉拌菜,最好不在"三无"(无营业执照、无卫生许可证、无健康体检证明)的路边露天饮食小摊点就餐。家里的生熟食品要分开存放。

③勤洗手:自觉讲究个人卫生,外出回家、饭前便后及处理生的食物(鱼、虾、蟹、贝类等水产品)后都要洗手,要用肥皂流水反复洗手。合理调整饮食,注意劳逸结合和保证充足的睡眠,以提高机体抗病的免疫力。

二、常见消化道传染病

(一)伤寒

1. 病原学特点

伤寒是由伤寒沙门氏菌引起的一种急性肠道传染病。革兰氏染色阴性,于普通培养基中即可生长,但于含胆汁的培养基中则生长更好。伤寒沙门氏菌不产生外毒素,其菌体裂解所释放的内毒素在发病机制中起重要作用。伤寒杆菌对外界抵抗力较强,耐寒冷,水、食物中存活2~3周、粪便中1~2月、牛奶中可生长繁殖;-20 ℃长期保存。对光、热、干燥、一般消毒剂敏感,日照数小时、60 ℃ 15 min 或 100 ℃立即死亡,消毒饮用水余氯 0.2~0.4 mg/L 时迅速死亡。

2. 流行病学特征

世界各地均有伤寒病发生,以热带、亚热带地区多见。伤寒可发生于任何季节,但以夏秋季多见。发病以学龄期儿童和青年多见。多由于与轻型病人或慢性带菌者经常接触而引起散发。

(1)传染源

带菌者或患者为伤寒的唯一传染源。带菌者有以下几种情形:①潜伏期带菌者,即伤寒患者在潜伏期已经从粪便排菌;②暂时带菌者,即恢复期仍然排菌但在 3 个月内停止者;③慢性带菌者,即恢复期排菌超过 3 个月者。原先有胆石症或慢性胆囊炎等胆道系统疾病的女性或老年患者容易变为慢性带菌者。少数患者可终身排出细菌,是伤寒不断传播甚至流行的主要传染源。

典型伤寒患者在病程 2~4 周排菌量最大,每克粪便含菌量可达数十亿个,传染性强。而轻型患者由于难以被及时诊断、隔离,向外界环境排菌的可能性大,具有重要的流行病学意义。

(2)传播途径

伤寒沙门氏菌通过粪口途径传播。水源被污染是本病最重要的传播途径,常可引起暴发流行。食物被污染是传播伤寒的主要途径,有时可引起食物型的暴发流行。日常生活密切接触是伤寒散发流行的传播途径;苍蝇和蟑螂等媒介可机械性携带伤寒沙门氏菌引起散发流行。

(3)人群易感性

未患过伤寒和未接种过伤寒菌苗的个体,均属易感。伤寒发病后可获得较稳固的免疫力,第二次发病少见。伤寒和副伤寒之间没有交叉免疫。

3. 临床表现

潜伏期长短与伤寒沙门氏菌的感染量以及机体的免疫状态有关。波动范围为 3~60 d,通常为 7~14 d。

(1)初期为病程的第一周。起病缓慢,最早出现的症状是发热,可达 39~40 ℃。发热前可伴有畏寒,寒战少见;还可伴有全身疲倦、乏力、头痛、干咳、食欲减退、恶心、呕吐胃内容物、腹痛、轻度腹泻或便秘等表现。右下腹可有轻压痛。部分患者此时已能触及增大的肝脏和脾脏。

(2)极期为病程的第二至三周。出现伤寒特征性的临床表现:

持续发热:体温上升到达高热以后,多呈稽留热型。

神经系统中毒症状:由于内毒素的致热和毒性作用,患者表现为表情淡漠、呆滞、反应迟钝、耳鸣、重听或听力下降,严重患者可出现谵妄。颈项强直(虚性脑膜炎的表现)甚至昏迷。儿童可出现抽搐。

相对缓脉:成年人常见,并发心肌炎时,相对缓脉不明显。

玫瑰疹:淡红色的小斑丘疹,直径 2~4 mm,压之褪色,主要分布在胸腹及肩背部,一般在 2~4 d 内变暗淡、消失,可分批出现。

消化系统症状:大约半数患者可出现腹部隐痛,位于右下腹或呈弥漫性。便秘多见。仅有 10%左右的患者出现腹泻,多为水样便。右下腹可有深压痛。大多数患者有轻度的肝脾大。

（3）缓解期为病程的第四周。体温逐步下降，神经、消化系统症状减轻。有可能出现肠出血、肠穿孔等并发症。

（4）恢复期为病程的第五周。体温正常，神经、消化系统症状消失，肝脾恢复正常。由于多数患者能得到及时诊断和有效的抗菌治疗，或在疾病早期患者使用抗生素，所以具有典型表现患者较少见。

4. 预防措施

（1）控制传染源：及早隔离，治疗患者，体温正常后 15 d，或每隔 5 d 作粪便培养 1 次，连续 2 次阴性，可解除隔离。患者的大小便、便器、食具、衣物、生活用品均须作适当的消毒处理。带菌者应调离饮食服务业工作。慢性带菌者要进行治疗、监督和管理。密切接触者医学观察 23 d（副伤寒为 15 d）。有发热的可疑伤寒患者，应及早隔离治疗观察。

（2）切断传播途径：做好水源管理、饮食管理、粪便管理和消灭苍蝇等卫生工作。养成良好个人卫生习惯与饮食卫生习惯，饭前与便后洗手，不吃不洁食物，不饮用生水、生奶等。

（3）保护易感人群：可用伤寒、副伤寒甲、乙三联菌苗，本菌苗的不良反应较大，实际应用已较少。口服伤寒菌苗的研究有了较大的发展，例如口服减毒活菌苗 Ty21A 株的疫苗，保护效果可达 50%～96%，副作用也较低。注射用的多醣菌苗（外膜抗原——Vi 抗原）在现场试验中初步亦被证明有效。

（二）霍乱

1. 病原学特点

霍乱是由霍乱弧菌所引起的一种急性肠道传染病，以发病急、传播快、波及范围广为特征，易经水和食物传播。霍乱是《传染病防治法》规定的甲类传染病之一，《国内交通卫生检疫条例》将其列为检疫传染病。

霍乱弧菌为革兰氏染色阴性，对干燥、日光、热、酸及一般消毒剂均敏感，耐低温，耐碱。在正常胃酸中仅生存 4 min。干燥 2 h 或加热 55 ℃ 10 min，弧菌即可死亡，煮沸后立即被杀死，水中加 0.5 mg/L 的氯 15 min 可被杀死。目前临床常用的消毒剂还有健之素片（消毒泡腾片），需要配置成含有效氯浓度 20 000 mL/L 的溶液，再以 1∶10 的比例与粪便混合均匀，放置 2 h 后再进行处理，防止污染传播。

根据菌体（O）抗原的不同，霍乱弧菌可以分出 200 个以上的 O 血清型，但仅发现 O1 群和 O139 群霍乱弧菌能引发霍乱。非 O1 群和非 O139 群霍乱弧菌可引起轻度腹泻，但不会造成霍乱流行。霍乱弧菌存在于水中，最常见的感染原因是食用被患者粪便污染过的水。霍乱弧菌能产生霍乱毒素，造成分泌性腹泻，即使不再进食也会不断腹泻，洗米水状的粪便是霍乱的特征。

2. 流行病学特征

（1）传染源：病人和带菌者是主要的传染源，带菌者包括健康带菌者、潜伏期带菌者、恢复期带菌者和慢性带菌者。

（2）传播途径：主要通过污染的水源或食物经口传染，也可通过密切接触病人及带菌者的呕吐排泄物、生物媒介（苍蝇）传播。

（3）易感人群：人类在自然情况下是霍乱弧菌的唯一易感者，隐性感染与显性感染比例约为 3∶1（新感染区以成人为主，流行区以儿童为主）。病后能够产生抗菌抗体和抗肠毒素抗体，获得一定的免疫力（亦有再感染报道）。接种疫苗后仅能获得短时间免疫力，保护率较低。

3. 临床表现

(1)泻吐期,主要表现为腹泻及呕吐,每日排便可达数十次,甚至排便失禁,粪便为黄色水样便或米泔样便,部分患者排洗肉水样便,腹泻后发生呕吐,多为喷射状,呕吐物为胃内容物,严重者可呕吐米泔样液体,尤其是在霍乱的早期阶段,呕吐可能一次持续数小时。

(2)脱水期,在霍乱症状发作后数小时内可发生脱水。轻度脱水可见皮肤黏膜干燥。重度脱水可见皮肤干皱,声音嘶哑,并见眼窝下陷,两颊深凹,血压下降,尿量减少,神志淡漠或不清。

(3)恢复期或反应期,患者腹泻停止,症状逐渐消失,体温脉搏血压恢复正常。

4. 预防措施

(1)疫情报告:责任疫情报告人发现病人、疑似病人或带菌者时,要在 2 h 内以最快的通信方式向发病地的卫生防疫机构报告,并同时报出传染病卡。

(2)控制传染源:对病人、疑似病人和带菌者要分别隔离治疗。停服抗菌药物后,连续两天粪便培养未检出霍乱弧菌者解除隔离。对疫点内所有人员和密切接触者,自开始处理之日起每日验便一次,第一次采便应在服用抗菌药物前进行。停服抗菌药物后连续两天粪便培养未检出霍乱弧菌者解除检疫。

(3)切断传播途径:对病人、疑似病人和带菌者的吐泻物和污染过的环境、物品、饮用水进行随时消毒,当染菌者送隔离病房或治愈后进行终末消毒。设立无害化厕所,病人的排泄物消毒后方可倒入厕所,污染的衣物、便器也应消毒。增加饮水消毒及食品管理,建立良好的卫生措施。此外,应消灭苍蝇、蛆、蟑螂、鼠等传播媒介。

(4)保护易感人群:口服霍乱菌苗。这种菌苗是一种活的弱毒疫苗,单次口服免疫,旅行者需要在前往霍乱受灾国家和地区至少 10 d 前服用。喝洁净水,包括煮沸或消毒的瓶装水,吃完全煮熟和热的食物,避免食用寿司、生鱼片或不熟的海鲜。用肥皂水洗手,特别是如厕后和处理食物之后,洗手时长至少 15 s,如果没有肥皂,请使用含有酒精的洗手液。

(三)细菌性痢疾

1. 病原学特点

细菌性痢疾简称菌痢,亦称为志贺菌病,是志贺菌属(痢疾杆菌)引起的肠道传染病。志贺菌属为革兰氏染色阴性杆菌,多有菌毛,无鞭毛及荚膜,不形成芽孢,有菌毛。根据生化反应和菌体抗原之不同,可将志贺菌属其分为 4 个血清群和 38 个血清型。A 群为痢疾志贺菌、B 群为福氏志贺菌、C 群为鲍氏志贺菌、D 群为宋内志贺菌。我国以福氏志贺菌和宋内志贺菌占优势。福氏志贺菌感染易转为慢性,宋内志贺菌感染引起症状轻,多呈不典型发作。

志贺菌属在外界环境中的生存力,以宋内志贺菌最强,福氏志贺菌次之,痢疾志贺菌最弱。一般在潮湿土壤中能存活 34 d,37 ℃水中可存活 20 d,低温可存活 96 d,日光直接照射 30 min,56~60 ℃ 10 min 即被杀死,对高温和化学消毒剂很敏感。

2. 流行病学特征

全年散发,有明显的季节性,以夏秋两季多见,可能和降雨量多、苍蝇密度高以及进食生冷瓜果食品的机会多有关。以儿童发病率最高,其次为中青年。

(1)传染源:包括急、慢性细菌性痢疾患者和带菌者。非典型患者、慢性细菌性痢疾患者及无症状带菌者由于症状不典型而容易误诊或漏诊,因此在流行病学中具有重要意义。

(2)传播途径:主要经粪口途径传播。志贺菌随患者粪便排出后,通过手、苍蝇、食物和水,经口感染。

①经食物传播：志贺菌属在蔬菜、瓜果、腌菜中能生存1～2周，并可在葡萄、黄瓜、凉粉、西红柿等食品上繁殖，所以食用生冷食物及不洁瓜果可引起细菌性痢疾发生。带菌的厨师和用志贺菌属污染食品做凉拌冷食等，常可引起细菌性痢疾暴发。

②经水传播：志贺菌属污染水源可引起暴发流行。若病人与带菌者的粪便处理不当，水源保护不好，被粪便污染的天然水、井水、自来水未经消毒饮用，常是引起细菌性痢疾暴发的根源。

③日常生活接触传播：主要通过污染的手而传播，这种生活接触是非流行季节中散发病例的主要传播途径。如桌椅、玩具、门把、公共汽车扶手等，均可被志贺菌属污染，若用手接触上述污染品后，即可带菌，如果马上去抓食品，或小孩有吸吮手指的习惯，就会把细菌送入口中而致病。

④苍蝇传播：苍蝇有粪、食兼食的习性，极易造成食物污染，不少地区观察到细菌性痢疾的流行与苍蝇消长期一致。

（3）人群易感性：普遍易感，病后免疫力短暂且不稳定。不同菌群及血清型无交叉免疫，故易重复感染。

3. 临床表现

潜伏期一般为1～3 d（数小时至7 d），流行期为6～11月，发病高峰期在8月，分为急性细菌性痢疾、慢性细菌性痢疾。

（1）急性细菌性痢疾

急性细菌性痢疾主要有全身中毒症状与消化道症状，可分成四型：

①普通型（典型）。起病急，有中度毒血症表现，畏寒、发热达39 ℃、乏力、食欲减退、恶心、呕吐、腹痛、腹泻、里急后重。先为稀水样便，1～2 d后稀便转成脓血便，每日排便数十次，量少，失水不显著。常伴有肠鸣音亢进和左下腹压痛。一般病程10～14 d。

②轻型（非典型）。全身中毒症状、腹痛、里急后重、左下腹压痛均不明显，可有低热、糊状或水样便，混有少量黏液，无脓血，一般腹泻次数每日10次以下。粪便镜检有红、白细胞，培养有痢疾杆菌生长，可以此与急性肠炎相鉴别。一般病程3～6 d。

③重型。多见于年老体弱或营养不良的患者。有严重全身中毒症状及肠道症状。起病急、高热、恶心、呕吐、剧烈腹痛及腹部（尤为左下腹）压痛，里急后重明显，脓血便，便次频繁，甚至失禁。病情进展快，明显失水，四肢发冷，极度衰竭，易发生休克。

④中毒型。此型多见于2～7岁体质好的儿童。起病急骤，全身中毒症状明显，高热达40 ℃以上，患者精神萎靡、面色青灰、四肢冰冷、呼吸微弱、皮肤花纹、反复惊厥、嗜睡，甚至昏迷，而肠道炎症反应极轻。

小儿患者常无明显腹泻症状而直接表现为全身中毒症状，可迅速发生循环及呼吸衰竭，若不及时抢救往往造成死亡。

（2）慢性细菌性痢疾

细菌性痢疾反复发作或迁延不愈达2个月以上者，即为慢性细菌性痢疾。根据临床表现可以分为三型：

①慢性迁延型急性细菌性痢疾发作后，迁延不愈，时轻时重。长期腹泻可导致营养不良、贫血、乏力等。

②急性发作型有慢性细菌性痢疾史，间隔一段时间又出现急性细菌性痢疾的表现，但发热

等全身毒血症症状不明显。

③慢性隐匿型有急性细菌性痢疾史,无明显临床症状,但粪便培养可检出志贺菌,结肠镜检可发现黏膜炎症或溃疡等病变。

4.预防措施

(1)控制传染源。早期发现患者和带菌者,早期隔离,直至粪便培养隔日一次,连续2~3次阴性方可解除隔离。早治疗,彻底治疗。对于托幼、饮食行业、供水等单位人员,定期进行查体、作粪便培养等,以便及时发现带菌者。对于慢性细菌性痢疾带菌者,应调离工作岗位,彻底治愈后方可恢复原工作。

(2)切断传播途径是最重要的环节。认真贯彻执行"三管一灭",饭前便后及时洗手,养生良好的卫生习惯,尤其应注意饮食和饮水的卫生情况。

(3)保护易感人群。目前尚无获准生产的可有效预防志贺菌感染的疫苗。我国主要采用口服活菌苗,如F2a型"依链"株。活菌苗对同型志贺菌保护率约为80%,而对其他型别细菌性痢疾的流行可能无保护作用,免疫期可维持6~12个月。

 任务训练——铁路列车、候车室等场所的清洁与消毒

一、实训设计

(一)实训目的和要求
1.掌握铁路列车、候车室等场所消毒与清洁。
2.掌握消毒液的配制方法。

(二)实训内容
1.铁路列车、候车室等场所清洁消毒。
2.常用含氯消毒液的配制。

二、实训步骤

(一)实训前准备
常用的消毒剂为:75%酒精、新洁尔灭(手、食品接触面为0.1%;地漏为0.5%)、过氧乙酸、84消毒液等。

1.含氯消毒剂配制:根据不同含氯消毒剂产品的有效氯含量,用自来水将其配制成所需浓度消毒液。

(1)市场销售的次氯酸钠消毒液(如施康消毒液、康威达消毒液、84消毒液等)含有效氯5%左右,取1份消毒液加99份水混匀后就配成了有效氯500 mg/L的消毒液;1份消毒液加199份水就配成了有效氯250 mg/L的消毒液。

(2)泡腾消毒片(三氯异氰尿酸)每片含有效氯500 mg,取1片放入装有1 L水的容器内,5~10 min后泡腾片会自己溶解,稍搅拌即成有效氯500 mg/L的消毒液;放入2 L水中就配成了有效氯250 mg/L的消毒液。泡腾片的配制、使用相对比较方便。

(3)漂白粉是含有效氯25%左右的消毒粉,称2 g放入装有1 L水的容器内搅拌至全部溶

解,待溶液澄清后取其上清液即为有效氯500 mg/L的消毒液;如称1 g放入1 L水中按前法配制,就配成了有效氯250 mg/L的消毒液。

2. 环境准备:铁路列车、候车室场所(没有条件的教学单位可模拟列车、候车室场所现场),超低容量喷雾器。

3. 人员准备:穿防护服,佩戴口罩、手套、护目镜、脚套等,做好相应化学消毒剂的个人防护。

(二)实训

1. 通风管理

疫情期间,铁路列车、候车室等相对密闭环境,适当增加空调换风功率,提高换气次数,并注意定期清洁消毒空调送风口、回风口以及回风口的过滤网等。

2. 预防性消毒

(1)清运垃圾,并进行预防性消毒。对列车、候车室等内部物体表面(如车身内壁、司机方向盘、车内扶手、座椅、门窗、门把手、水龙头、洗手池、便池等)采用有效氯250~500 mg/L的含氯消毒剂或其他有效的消毒剂进行喷洒或擦拭,作用30 min后清水擦拭干净。

(2)座位套等织物应保持清洁,并定期洗涤、消毒处理。若卧铺中涉及床单、枕套、被套、垫巾等公共用品,每客更换或单程终点更换,保持整洁。一次性使用手套不可重复使用,可重复使用手套应每天清洗,工作服应保持整洁,定期洗涤,必要时进行消毒处理。织物消毒可使用流通蒸汽或煮沸消毒30 min,或先用有效氯500 mg/L的含氯消毒剂浸泡30 min,然后常规清洗。

(3)当列车、候车室等场所出现人员呕吐时,立即采用一次性吸水材料加足量消毒剂(如含氯消毒剂)或消毒干巾对呕吐物进行覆盖消毒,清除呕吐物后,再对呕吐物污染的物体表面进行消毒处理。

3. 终末消毒

(1)当列车、候车室等场所出现疑似、确诊病例或无症状感染者时,先进行污染情况评估。无可见污染物时,用有效氯1 000 mg/L的含氯消毒剂或500 mg/L的二氧化氯消毒剂进行喷洒或擦拭消毒,作用30 min后清水擦拭干净,或用其他有效的消毒剂按照产品说明书进行消毒。有可见污染物时应先使用一次性吸水材料加有效氯5 000~10 000 mg/L的含氯消毒剂(或能达到高水平消毒的消毒干巾)进行覆盖消毒,完全清除污染物后,再用有效氯1 000 mg/L的含氯消毒剂或500 mg/L的二氧化氯消毒剂进行喷洒或擦拭消毒,作用30 min后清水擦拭干净,或用其他有效的消毒剂按照产品说明书进行消毒。

(2)织物、坐垫、枕头和床单等物品,疑似、确诊病例和无症状感染者在列车、候车室等场所产生的生活垃圾,均按医疗废物处理。

4. 注意事项

(1)应选择有卫健委卫生许可批件的消毒剂使用。消毒时应全面、彻底,不留死角。

(2)调配或使用时应开门窗,保持空气流通。由于含氯消毒液有一定的刺激性,应佩戴口罩和手套进行操作。配制时应有量杯或汤勺计算分量。

(3)消毒好的物品应经过需要的作用时间后再以清水冲洗及抹干,以免对表面有腐蚀。

(4)经配制的消毒液应当天用完。

(5)消毒液如不慎接触眼睛,应立即用清水冲洗15 min,如仍不适,可求医。消毒期间不要随意用手揉擦眼睛、触摸鼻子或嘴,及时洗手。

(6)84消毒液不能与其他含氯消毒液混合使用,以免产生氯气引起气体中毒。

84消毒液配置比例见表1-1,其临床应用见表1-2。

表1-1 84消毒液配置比例

序 号	有效氯浓度	84液原单位	水 单 位
1	250 mg/L(1:200)	1	199
2	500 mg/L	1	99
3	1 000 mg/L	2	98
4	1 500 mg/L	3	97
5	2 000 mg/L	4	96
6	2 500 mg/L	5	95
7	3 000 mg/L	6	94
8	5 000 mg/L	10	90
9	10 000 mg/L	20	80

表1-2 84消毒液的临床应用

消毒对象	浓 度	体 积 比	方 法	时 间
小毛巾	1 000 mg/L (0.1%)	1:50	浸泡洗净晾干	10 min
病历夹、门把手、水龙头、门窗、洗手池、卫生间、便池、地面等物体表面	1 000 mg/L (0.1%)	1:50	擦拭或浸泡	30 min
治疗室、注射室、换药室、处置台、处置车的物体表面及台面	300～500 mg/L (0.03%～0.05%)	1:165～1:100	擦拭	
病房各类物体表面:床头桌、椅、床、输液架等	200～500 mg/L (0.02%～0.05%)	1:250～1:100	擦拭	
抹布	500 mg/L	1:100	浸泡10 min,清水洗净,晾干备用	
被血液、体液污染的袖带	200～500 mg/L (0.02%～0.05%)	1:250～1:100	浸泡30 min,清水洗净,晾干备用	
结核病人污染表面、经血液传播的病原体、分枝杆菌细菌芽孢污染的物品	2 000～5 000 mg/L	1:25～1:10	擦拭或浸泡	30 min
烈性传染病污染的表面	1 000～2 000 mg/L	1:50～1:25	擦拭或浸泡	30 min

 效果评价

铁路公共场所的清洁与消毒训练评分表

姓 名		地 点		时 间	
实训项目	实训考查要点	分值	小组评分	教师评分	最终得分
铁路公共场所的清洁与消毒	消毒液的配制	40			
	预防性消毒中消毒液的选择与操作	20			
	终末消毒中消毒液的选择与操作	20			
	个人防护措施	20			
合 计		100			

典型工作任务四　了解自然疫源性传染病与应急处置

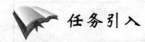 **任务引入**

冬季气温降低,病毒、细菌更容易存活,人的鼻黏膜受到冷空气刺激,抵抗外界病菌侵袭的能力降低,是多种传染病的高发季节,由于温度、湿度及媒介生物的栖息地变化影响了病原体、传染源、传播媒介和宿主的生长繁殖和生活习性,对于这些自然疫源性传染病需要给予特别关注,出现发热等不适症状及早就医,警惕高发传染病发生。

请思考:

1. 什么是自然疫源性传染病?
2. 常见的自然疫源性传染病有哪些?
3. 流行性出血热与鼠疫是怎样传播的?
4. 当发生自然疫源性传染病时如何处置?

 知识准备

一、概述

(一)定义

自然疫源性疾病是指在自然条件下长期存在,在野生动物间流行,并在一定条件下会感染人类的疾病。自然灾害发生期间灾区群众居住条件恶劣、营养不良、精神心理压抑,使机体对疾病的抵抗力下降及灾区卫生防病措施被损害等均易导致自然疫源性疾病的流行和暴发。洪灾后需要重点预防的自然疫源性传染病有肾综合征出血热(流行性出血热)、钩端螺旋体病、流行性乙型脑炎、疟疾、血吸虫病、鼠疫、炭疽、布鲁氏菌病等。

(二)传播方式

1. 经空气传播

吸入带有病原体的排泄物所污染的尘埃后所形成的气溶胶而被感染,例如肾综合征出血热。

2. 经食物、水传播

吃进被污染的水和食物,尤其是未煮熟的患病动物的肉及乳汁。

3. 经接触传播

通过接触患病动物及其排泄物、含有传染性病原体的疫水而被感染,例如鼠疫。

4. 经虫媒节肢动物传播

被感染的吸血节肢动物叮咬而传播,例如乙型脑炎、疟疾、黑热病、登革热等。

(三)流行病学特征

1. 地区性

自然疫源性疾病具有一定地区性,病例分布与媒介昆虫及相应野生动物的分布一致。如蜱类栖息在森林、草原、河滩谷地、沼泽洼地以及半荒漠等地区,鼠疫的自然疫源地多存在于草原、半荒漠、荒漠地区。

2. 季节性

自然资源性疾病有明显的季节性,病例季节性升高与媒介昆虫繁殖活动的季节一致或稍后。

3. 人群分布特征

某些传染病具有职业特点,如肾综合征出血热多见于农民及野外作业的工人。发病具有年龄特点,老疫区病例多见于儿童,新疫区病例无年龄差异。人与人之间一般不直接传播。

(四)预防

1. 长期监测

长期监测的目的在于掌握自然疫源地内宿主动物及传播媒介的种类、感染状况等资料,为采取防控策略提供科学依据。

2. 控制传染源

对传染源采取隔离、治疗和处理。

3. 切断传播途径

对疫源地采取污染环境消毒,杜绝各种传播媒介,防止易感动物感染等一系列综合措施。

4. 保护易感人群

预防接种,加强个人防护。

二、常见自然疫源性传染病

(一)流行性出血热

1. 定义

流行性出血热又称肾综合征出血热(HFRS),是由流行性出血热病毒(汉坦病毒)引起的以鼠类为主要传染源的自然疫源性疾病,流行广,病情危急,病死率高,危害极大。临床以发热、出血倾向及肾脏损害为主要特征,是一种经老鼠传播、由汉坦病毒引起的严重急性传染病,列为我国传染病疫情报告乙类传染病。患者起病急,病情进展快,若治疗不及时,可引起死亡。

2. 病原学特征

流传性出血热病毒(汉坦病毒)属于布尼亚病毒目汉坦病毒科的正汉坦病毒属。流传性出血热病毒(汉坦病毒)形态呈圆形或卵圆形,平均直径 120 nm,有脂质外膜。

流行性出血热病毒(汉坦病毒)对外界环境抵抗力低,加热及常用含氯消毒剂等可灭活病毒。60 ℃ 10 min、紫外线照射(照射距离为 50 cm,照射时间为 1 h),可灭活病毒。目前已发现约 24 个血清型的汉坦病毒,我国流行的流行性出血热病毒(汉坦病毒)主要有两型,即汉滩病毒(Hantaan virus,HTNV)和汉城病毒(Seoul virus,SEOV)。汉滩病毒也称为Ⅰ型病毒,引起的流行性出血热病情较重;汉城病毒也称为Ⅱ型病毒,引起的流行性出血热病情相对较轻。

3. 流行病学特征

流行性出血热是经老鼠传播的自然疫源性传染病,老鼠等宿主动物的分布及带毒情况决定了疾病的分布范围。流行性出血热在我国呈全国性分布,各省份均曾有病例报告,其中黑龙江、吉林、辽宁、陕西、山东、河北、江西、湖北、安徽和湖南等省份部分地区发病较高。流行性出血热具有春季(4~6月)和秋冬季(10月到下一年1月)两个发病高峰。

(1)传染源

鼠类啮齿动物是汉坦病毒的宿主动物,主要传染源为黑线姬鼠、褐家鼠等鼠类。

(2)传播途径

主要传播为动物源性,病毒能通过宿主动物的血及唾液、尿、便排出,鼠向人的直接传播是人类感染的重要途径。主要传播途径包括:

①空气传播:当含有汉坦病毒的鼠尿液和粪便形成颗粒漂浮到空气中时,人可通过吸入含有汉坦病毒的气溶胶而感染。

②食物、水传播:食入含有汉坦病毒的鼠排泄物污染的食物、水,经口腔黏膜及胃肠黏膜感染。

③接触传播:被鼠类咬伤或通过接触含有病毒的鼠尿液、粪便或鼠窝,再触摸自己的眼睛、鼻子、嘴巴等而感染。

④母婴传播:孕妇感染后,病毒可经胎盘感染胎儿。

⑤虫媒传播:老鼠体表寄生的螨类叮咬人可引起本病的传播。

(3)易感人群

人群对流行性出血热普遍易感,但发病主要取决于人的生活工作习惯和动物的生活习性。人感染主要与农业劳动、室内环境劳作中接触携带病毒的鼠类排泄物有关,以近距离接触鼠类及其排泄物的机会多的农民、学生、青壮年为主。

4. 临床表现

潜伏期一般为4~45 d,多为7~14 d。典型病例的病程分为五期,包括发热期、低血压休克期、少尿期、多尿期和恢复期。病情重者前三期可重叠,轻型病例可缺少低血压休克期或少尿期。

本病典型表现有:起病急,有发热(38~40 ℃)、三痛(头痛、腰痛、眼眶痛)以及恶心、呕吐、胸闷、腹痛、腹泻、全身关节痛等症状,皮肤黏膜三红(脸、颈和上胸部发红),眼结膜充血,重者似酒醉貌。

(1)发热期:主要表现为感染性病毒血症和全身毛细血管损害引起的症状。大多突然畏寒发热,体温在1~2 d内可达39~40 ℃,一般持续3~7 d。出现全身中毒症状,高度乏力,全身酸痛,头痛和剧烈腰痛、眼眶痛。

(2)低血压期:主要为失血浆性低血容量休克的表现。一般在发热4~6 d,体温开始下降时或退热后不久,患者出现低血压,重者发生休克。

(3)少尿期:少尿期与低血压期常无明显界限。

(4)多尿:肾脏组织损害逐渐修复,但肾小管回吸收功能尚未完全恢复,以致尿量显著增多。

(5)恢复期:随着肾功能的逐渐恢复,尿量减至3 000 mL以下时,即进入恢复期。尿液稀释与浓缩功能逐渐恢复,精神及食欲逐渐好转,体力逐渐恢复。

5. 预防措施

流行性出血热是一种可预防的传染病。防鼠灭鼠是主要预防措施。

(1)防鼠灭鼠

防鼠是为了切断传播途径,灭鼠是为了消灭传染源。侦察鼠情,采取药物、器械等多种方法灭鼠。灭鼠与防鼠结合,搞好环境卫生,在断绝鼠粮基础上灭鼠。有效铲除鼠类隐蔽、栖息、繁殖场所和食物来源的有关因素。在疫区普遍动员灭鼠的前提下,重点抓好港口、机场、车站和码头等地灭鼠。

①确保住家及工作场所无鼠。春季是鼠类的主要繁殖季节,鼠类繁殖活动频繁,种群密度增加,与人群的接触机会便会增加,出血热的感染概率便会升高。及时清理家庭周围的垃圾、灌木和杂草、杂物。经常检查并及时封堵房子外面的孔、洞。

②在可能存在老鼠的地方安放捕鼠夹或投放毒鼠饵。防止老鼠进入室内。布放捕鼠夹、投放毒鼠饵时要防止儿童接触。

③水利、农垦、矿产、国防、桥梁、铁路等大型野外作业工地,进入前应进行流行病学侦察和疫源地监测,如属疫区或疫源地,必须加强组织和宣传,做好施工宿营地区的灭鼠、防鼠工作。

④应根据各地具体条件,对高发病区的野外工地、工棚、宿舍或重发病村,用有机磷杀虫剂进行灭螨,同时要保持居室干燥、通风和一般卫生。尽量清除室内外草堆、柴堆,经常铲除周围杂草,以减少螨类滋生场所和叮咬机会。

(2)切断传播途径

对发热病人的血、尿和宿主动物排泄物及其污染器物,以及死鼠等,均应进行消毒处理,防止污染环境。搞好饮食卫生,食具消毒,食物保藏等工作,剩余食品必须加热后食用,食物严防鼠类污染,粮食储于鼠类不能侵入的缸、箱内。在本病疫区特别是家鼠型疫区,除开展灭鼠工作外,要防止鼠类排泄物浸染食品和食具。剩饭菜必须加热或蒸煮后方可食用。

(3)保护易感人群

①疫苗接种

接种疫苗是个人预防流行性出血热的有效措施。高发病区16～60岁人群应到当地疫苗接种点接种疫苗。到流行区进行野外探险、旅游、耕种等活动,或在较长期从事野外、户外工作任务前,可接种流行性出血热疫苗,防止被感染。

②加强个人防护

尽量避免与鼠类及其排泄物(尿、粪)或分泌物(唾液)接触,灭鼠过程中要特别注意个人防护。进入野外疫源地作业及留宿时,必须加强个人防护,防止接触感染。凡是在疫区生活或劳动的人员,必须注意个人卫生,做好防护工作。不直接用手接触鼠类及其排泄物,不坐卧草地或草堆,劳动时注意保护皮肤,防止破伤,如有破伤应消毒包扎。在野外工作时,要穿袜子,扎紧裤腿、袖口和腰带,皮肤露出部位可涂防蚊剂,以防止螨类叮咬。

③及时就诊

如被老鼠咬伤,立即用20%的肥皂水和流动水交替冲洗伤口至少15 min,再用生理盐水或纯净水洗净伤口,有条件的可再用2%～3%碘酒或75%酒精涂擦伤口,并尽快到正规医院进一步处理伤口。被老鼠咬伤、接触过鼠污染物者,如出现不明原因发热达38 ℃以上,应及时就诊治疗。须特别注意的是,大高峰期间(10月至次年1月)有高热症状应立即到正规医院就诊,切勿自行用退烧药,以免贻误病情进而加重危险。

6. 应急处置

一旦疫情发生,以快速、简捷的网上直报方式报到当地疾病预防控制中心疫情监测科,同时电话逐级上报。

（1）患者急救

典型的出血热一般有发热、低血压、少尿、多尿及恢复五期经过。如处理不当，病死率很高。因此，对病人应实行"三早一就"，即早发现、早诊断、早治疗，就近治疗，减少搬运。

患者有突然发热，可伴有畏寒、寒战、头痛、全身肌肉关节酸痛、困倦无力，以及恶心、呕吐、腰痛及腹泻等消化道症状，面部、颈部和胸部潮红，淤点和结膜充血等症状中之一或多项症状，应及时送医诊治。

体温高热患者可采用物理降温，不宜采用酒精擦浴，以免加重毛细血管损伤。忌自行用发汗退热药以免加重病情。流行性出血热患者发病早期，全身小血管和毛细管麻痹、扩张，血管脆性和通透性增强，患者长途转送、颠簸可加重血管损伤。如必须长途转送患者，应尽量减轻长途颠簸和疲累，避免对病人造成损伤。

（2）交通工具消毒

车、船内外表面和空间，可用 0.5% 过氧乙酸溶液或 10 000 mg/L 含氯消毒剂溶液喷洒至表面湿润，作用 1 h。密封空间，可用过氧乙酸溶液熏蒸消毒，每立方米用 15% 过氧乙酸溶液 7 mL（每立方米 1 g），熏蒸消毒 2 h。对密闭空间还可用 2% 过氧乙酸进行气溶胶喷雾，用量为每立方米 8 mL，作用 60 min。

（二）鼠疫

1. 定义

鼠疫是由鼠疫耶尔森菌引起的一种烈性传染病。发病急、传播快、病程短、病死率高，危害十分严重。我国的《传染病防治法》将鼠疫列为甲类 1 号传染病，《国境卫生检疫法》和《国内交通卫生检疫条例》将鼠疫列为检疫传染病之一。

随着航空、铁路等现代交通工具的发展与便利，拉近了大城市与各鼠疫疫源地间的距离，加大了疫情向城市、人口密集区逼近的可能。一旦感染鼠疫，将会通过飞机、火车、汽车等现代交通工具在很短的时间内传播到各个城市，严重危害当地广大公众的健康安全。

2. 病原学特征

鼠疫耶尔森菌属于耶尔森菌属，革兰氏染色阴性，两端钝圆、两极浓染的卵圆形小杆菌，有荚膜无芽孢、无鞭毛，对外界抵抗力强，在寒冷潮湿的条件下不易死亡，-30 ℃ 仍能存活，在干燥的痰和蚤粪中能存活数周，冻尸中存活 4～5 个月。对光、热、干燥及一般消毒剂、杀菌剂抵抗力不强，常用消毒剂（如氯化汞、甲酚皂、苯酚、氯胺 T 钠）可将其杀灭。

3. 流行病学特征

人间鼠疫的流行具有明显的地区性和季节性。鼠疫的流行季节多在 6～9 月份，这和鼠、蚤的繁殖季节有关。我国共有 12 种鼠疫疫源地，包括旱獭、黄鼠、沙鼠、田鼠、家鼠五大类型鼠疫疫源地，分布于东北、华北、西北、西南、东南的 19 个省、自治区、295 个县，疫源地总面积 140 余万平方千米。

（1）传染源

人间鼠疫传染源以家鼠、旱獭以及各型鼠疫患者（肺鼠疫患者）为主。

①鼠疫染疫动物：自然感染鼠疫的动物较多，都可作为人间鼠疫的传染源，包括啮齿类动物（鼠类）、野生食肉类动物（狐狸、狼、猞猁、鼬等）、野生偶蹄类动物（黄羊、岩羊、马鹿等）、家畜（犬、猫、藏系绵羊等）。

②鼠疫患者：肺鼠疫患者是引起鼠疫暴发和流行的最危险的传染源。患者通常有剧烈的

咳嗽并咯出大量血痰,咳嗽喷出的飞沫和痰中含有大量的鼠疫菌,可使其密切接触者感染引起原发肺鼠疫。

(2)传播途径

①经跳蚤叮咬传播:人类鼠疫的首发病例多由跳蚤叮咬所致,最常见的是印鼠客蚤,该蚤为世界性广布种。

②经直接接触传播:人类在猎捕、剥皮、宰杀染疫动物及食肉等时,鼠疫菌可以通过手部伤口进入人体内引起腺鼠疫或败血型鼠疫。

③经飞沫传播:肺鼠疫病人呼吸道分泌物中会含有大量鼠疫菌,在呼吸、咳嗽时便排入周围空气中,形成细菌微粒及气溶胶,这种细菌悬浮物极易感染他人,造成人间肺鼠疫暴发。如果接触肺部感染鼠疫的动物,如感染鼠疫的狗、猫等,也可直接感染肺鼠疫。

④经消化道传播:食用未煮熟的鼠疫病死动物(如旱獭、兔、藏系绵羊等)可发生肠鼠疫。

⑤疫鼠疫蚤还可随交通工具传到外地造成鼠疫流行。

(3)易感人群

人对鼠疫菌普遍易感,人不分种族、性别、年龄、职业对鼠疫菌都具有高度感受性。自然疫源地野鼠鼠疫长期存在。流行病学上表现出的差异与接触传染源的机会和频次有关。牧民、农民、工人(养路工、司机)等多见。患病季节与鼠类活动和鼠蚤繁殖情况有关。病后可获持久免疫力。

4. 临床表现

鼠疫潜伏期较短,一般在1~6 d,多为2~3 d,个别病例可达8~9 d。各型初期的全身中毒症状大致相似,表现为寒战、高热伴头痛、头晕及消化道症状,50%以上的腺型、败血型鼠疫患者有呕吐、腹泻,重者很快陷入极度虚弱状态,早期出现意识不清、烦躁不安、谵语及步态蹒跚。

(1)腺鼠疫:发热,多数是高热,39 ℃以上,腋窝、腹股沟(两腿之间)或者其他部位出现一个大肿块,非常疼。

(2)肺鼠疫:发热,胸痛,呼吸困难,咳血或者咳出带血的泡沫痰,这是鼠疫中比较严重的肺鼠疫,病情凶险,传播也比较迅速。

(3)败血症鼠疫:突然高热或体温不升,神志不清、谵妄或昏迷,无淋巴结肿大。皮肤黏膜出血、呕血、鼻衄、便血或血尿;多数病人起病时即表现为感染性休克的症状,病死率高达100%。

(4)其他类型,如皮肤鼠疫、眼鼠疫、胃肠道鼠疫等相对少见。

5. 预防措施

主要做到"三不三要三护":

(1)"三不":不接触、剥食和携带鼠、野兔、狐狸、旱獭等动物;不要在鼠类(包括旱獭)、野兔等动物洞穴周围进行休息,更不要挖刨动物洞穴;不要接触急死患者、疑似鼠疫患者、确诊鼠疫患者。

(2)"三要":要及时报告病死鼠、疑似鼠疫患者,不明原因的高热患者和急死患者;要做到住所周边环境卫生干净整洁,定期进行灭蚤处理;对患者要做到就地治疗,确保患者可以得到迅速及时救治。

(3)"三护":在野外活动或作业时,要穿长裤、长袖上衣。强化疫情处理工作人员的个人防护;对从事高危职业人员(如放牧人员、灭鼠人员、野外作业人员和疫源地内居民)要每天进行健康监护,一旦出现异常情况要及时进行报告;对出入疫点周围的人员,要进行必要的看护,防止人员在没有有效防护下进入疫点。

①控制传染源:应灭鼠、灭蚤,对自然疫源地进行疫情监测,控制鼠间鼠疫。发现可疑患者或确诊者须立即按紧急疫情上报。严格隔离患者,患者和疑似患者应分别隔离。腺鼠疫隔离至淋巴结肿大完全消散后再观察 7 d。肺鼠疫隔离至痰培养 6 次阴性。接触者医学观察 9 d,曾接受预防接种者,检疫期适当延长 2~3 d。患者的分泌物与排泄物应彻底消毒或焚烧。死于鼠疫者的尸体应用尸袋严密包扎后焚化。

②切断传播途径:加强交通及国境检疫,对来自疫区的车、船、飞机进行严格检疫并灭鼠、灭蚤。对可疑旅客应隔离检疫。

③保护易感人群

a. 加强个人防护:医务人员须接种菌苗 2 周后方能进入疫区,工作人员必须穿防护服和高筒胶靴,戴面罩、厚口罩、防护眼镜、橡皮手套等。

b. 预防性服药:药物可选用四环素、多西环素磺胺、环内沙星等,必要时可肌肉注射链霉素进行预防性治疗,疗程均为 7 d。

c. 预防接种:主要对象是疫区及其周围的人群、参加防疫工作人员及进入疫区的医务工作者。非流行区人员应在鼠疫菌苗接种 10 d 后方可进入疫区。

6. 应急处置

鼠疫虽然凶险,但它是一种可用特效药治愈的疾病,早发现、早诊断、早隔离、早治疗,是战胜鼠疫的重要措施。凡确诊或疑似鼠疫患者,应严密隔离,就地治疗,不宜转送。同时按甲类传染病上报疫情。病人应单间隔离。病区必须做到无鼠无蚤。入院时对病人做好卫生处理(更衣、灭蚤、衣服消毒)。患者的分泌物和排泄物应用漂白粉或来苏液彻底消毒。工作人员护理和诊治病人时,应穿连衣裙的"五紧"防护服,戴纱布口罩或 N95 口罩,穿长筒胶鞋,戴胶薄手套及防护眼镜。严禁探视,严禁病人之间相互来往。死亡者应火葬或深埋。

如果突然出现发热、寒战、淋巴结肿痛或呼吸困难、咳嗽或血痰,应立刻拨打 120 急救电话,寻求医疗诊治(曾在鼠疫流行地区旅游的人应将这一情况告知医务人员)。除非由医务人员进行了诊断,否则应避免自行用药,包括使用抗生素。在野外环境无法求救的情况下,要选择最近的医院(村医、乡镇卫生院皆可)。

 任务训练——传染病病料的采取、保存、运送及尸体的处理

一、实训设计

(一)实训目的和要求

1. 掌握传染病病料采取、保存和运送的方法。
2. 掌握传染病动物尸体的处理方法。

(二)实训内容

1. 病料的采取、保存与运送。
2. 传染病动物尸体的处理。

二、实训步骤

(一)实训前准备

1. 器材:剪刀、镊子、手术刀、注射器、酒精灯、酒精棉、碘酊棉、灭菌棉签、标签、胶布、手套、无菌样品容器(小瓶、平皿等)、载玻片。

2. 药品:消毒液、生理盐水、30%甘油盐水缓冲液、50%甘油盐水缓冲液、10%甲醛。

3. 动物:新鲜的动物尸体。

(二)实训

1. 病料的采取

(1)使用器械消毒:刀、剪、镊子等用具煮沸消毒 30 min,使用前用酒精擦拭,用时进行火焰消毒。器皿(玻制、陶制等)经 103 kPa 高压 30 min,或经 160 ℃干烤 2 h 灭菌。注射器和针头放于清洁水中煮沸 30 min。一般要求使用"一次性"针头和注射器采取一种病料。采过病料的用具应先消毒后清洗。

(2)病料的取材操作流程:解剖前检查→配制 0.1%新洁尔灭→手术刀、剪、镊子等用具可浸泡消毒 20 min→剖检场地喷洒消毒→操作人员戴口罩、手套→用消毒液清洗病死动物尸体的污物及消毒→无菌操作有次序解剖→各个系统组织脏器的取材→病料取材完毕→病畜尸体的无害化处理→手术刀、剪、镊子等用过的工具浸泡消毒→场地消毒清洗干净。

(3)一般组织材料的选取:

①病原分离样品:将淋巴结、肺、肝、脾及肾等有病变的部位,各采取 $1\sim2\ cm^3$ 的小方块,分别置于灭菌试管或平皿中。

②组织病理学检查样品:将淋巴结、肺、肝、脾及肾等有病健交界的部位,各采取 $1\sim2\ cm^3$ 的小方块,分别置于 10%福尔马林广口瓶中。

2. 病料的记录与包装

每个组织样品应分别包装,在样品袋或平皿外贴上标签,再将各个样品放在塑料包装袋内。外层包装应贴封条。

3. 病料保存与运送

(1)保存:细菌检验病料通常保存在灭菌液体石蜡、30%甘油缓冲盐水或饱和盐水中,容器加塞封固。病毒检验病料通常用 50%甘油缓冲盐水或加有青、链霉素的磷酸缓冲盐水中或培养病毒用的维持液中保存、送检。血清学检验病料为固形病料(肝、脾、肾、皮肤、小块胃肠等),可用硼酸或食盐处理后包扎运检;长期保存的样品应−70 ℃超低温保存。

(2)运送:于广口保温瓶(冰瓶)内放冰块,冰块上撒一些盐,然后将装有病料的塑料袋置于冰块上,将盖盖紧,用胶布密封送检。派专人运送。

4. 传染病动物尸体的处理

传染病动物尸体的无害化处理方式有掩埋法、发酵法、焚烧法、化制法、煮沸处理法等。可选择其中一种方法进行处理。

5. 注意事项

根据不同的疫病或检验目的,采取相应的病料。进行流行病学调查、抗体检测等情况下,样品的数量应满足统计学的要求。无法确认病因时,应系统采集病料。采取内脏病料时,应尽快采集。器具和容器必须无菌。做好人身防护。怀疑炭疽的动物,严禁解剖。

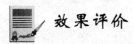 **效果评价**

传染病病料的采取、保存、运送及尸体的处理训练评分表

姓　名		地　点		时　间	
实训项目	实训考查要点	分值	小组评分	教师评分	最终得分
传染病病料的采取、保存、运送及尸体的处理	病料的采取	50			
	传染病病料的保存、运送	20			
	动物尸体的处理方法	20			
	个人防护措施	10			
合　　计		100			

典型工作任务五　了解突发公共事件与传染病疫情检测信息报告管理

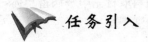 **任务引入**

公共卫生事件与传染病疫情往往突发,检测到相关信息后需进行报告,20××年××月××日,×××次列车经停×××站,在下车乘客"落地检"及后续排查检测中,发现传染病疑似病例。

请思考:

1. 遇到这样的突发情况,应如何进行报告呢?
2. 什么是突发公共卫生事件与传染病疫情监测信息报告管理?
3. 交通部门在突发公共卫生事件与传染病疫情监测信息报告管理中应承担哪些职责?

 知识准备

法定传染病需进行信息上报管理及不同程度的管理。甲类传染病需强制管理,乙类传染病需严格管理、丙类传染病需监测管理。值得注意的是,在乙类传染病中,传染性非典型肺炎、炭疽中的肺炭疽、脊髓灰质炎必须采取甲类传染病的报告、控制措施。传染病疫情检测信息报告管理应执行《突发公共卫生事件与传染病疫情监测信息报告管理办法》。

一、概述

《突发公共卫生事件与传染病疫情监测信息报告管理办法》是为加强突发公共卫生事件与传染病疫情监测信息报告管理工作,提供及时、科学的防治决策信息,有效预防、及时控制和消除突发公共卫生事件和传染病的危害,保障公众身体健康与生命安全,根据《传染病防治法》和《突发公共卫生事件应急条例》等法律法规的规定制定的。适用于《传染病防治法》、突发公共卫生事件《应急条例》和国家有关法律法规中规定的突发公共卫生事件与传染病疫情监测信息

报告管理工作。应坚持依法管理,分级负责,快速准确,安全高效的原则。

国务院卫生行政部门对全国突发公共卫生事件与传染病疫情监测信息报告实施统一监督管理。县级以上地方卫生行政部门对本行政区域突发公共卫生事件与传染病疫情监测信息报告实施监督管理。任何单位和个人必须按照规定及时如实报告突发公共卫生事件与传染病疫情信息,不得瞒报、缓报、谎报或者授意他人瞒报、缓报、谎报。

二、分工与职责

全国各地均设置了疾病预防控制机构,各级疾病预防控制机构按照专业分工,承担责任范围内突发公共卫生事件和传染病疫情监测、信息报告与管理工作。

1. 管理原则

按照属地化管理原则,当地疾病预防控制机构负责,对行政辖区内的突发公共卫生事件和传染病疫情进行监测、信息报告与管理;负责收集、核实辖区内突发公共卫生事件、疫情信息和其他信息资料;设置专门的举报、咨询热线电话,接受突发公共卫生事件和疫情的报告、咨询和监督;设置专门工作人员搜集各种来源的突发公共卫生事件和疫情信息。疾病预防控制机构应建立突发公共卫生事件和传染病疫情信息监测报告制度,包括报告卡和总登记簿、疫情收报、核对、自查、奖惩。

2. 调查和实验

疾病预防控制机构需建立流行病学调查队伍和实验室,负责开展现场流行病学调查与处理,搜索密切接触者、追踪传染源,必要时进行隔离观察;进行疫点消毒及其技术指导;标本的实验室检测检验及报告。

3. 信息管理

疾病预防控制机构负责公共卫生信息网络维护和管理,疫情资料的报告、分析、利用与反馈;建立监测信息数据库,开展技术指导;开展流行病学调查和标本采样。

4. 人员培训

疾病预防控制机构负责人员培训与指导,对下级疾病预防控制机构工作人员进行业务培训;对辖区内医院和下级疾病预防控制机构疫情报告和信息网络管理工作进行技术指导。对医生和实习生进行有关突发公共卫生事件和传染病疫情监测信息报告工作的培训。

5. 涉外疫情管理

对重点涉外机构或单位发生的疫情,由省级以上疾病预防控制机构进行报告管理和检查指导。

6. 交通部门职责

铁路、交通、民航、厂(场)矿所属的医疗卫生机构发现突发公共卫生事件和传染病疫情,应按属地管理原则向所在地县级疾病预防控制机构报告。

7. 医疗机构职责

门诊部、诊所、卫生所(室)等应按照规定时限,以最快通信方式向发病地疾病预防控制机构进行报告,并同时报出传染病报告卡。报告卡片邮寄信封应当印有明显的"突发公共卫生事件或疫情"标志及写明××疾病预防控制机构收的字样。

8. 保密职责

各级疾病预防控制机构未经当事人同意,不得将传染病病人及其家属的姓名、住址和个人病史以任何形式向社会公开。

三、报告管理

各级疾病预防控制机构负责管理国家突发公共卫生事件与传染病疫情监测报告信息系统，各级责任报告单位使用统一的信息系统进行报告。

各级各类医疗机构、疾病预防控制机构、采供血机构均为责任报告单位；其执行职务的人员和乡村医生、个体开业医生均为责任疫情报告人，必须按照传染病防治法的规定进行疫情报告，履行法律规定的义务。

1. 甲类及部分乙类传染病报告

责任报告单位和责任疫情报告人发现甲类传染病和乙类传染病中的肺炭疽、传染性非典型肺炎、脊髓灰质炎、人感染高致病性禽流感病人或疑似病人时，或发现其他传染病和不明原因疾病暴发时，应于 2 h 内将传染病报告卡通过网络报告；未实行网络直报的责任报告单位应于 2 h 内以最快的通信方式（电话、传真）向当地县级疾病预防控制机构报告，并于 2 h 内寄送出传染病报告卡。

2. 其他传染病报告

对其他乙、丙类传染病病人、疑似病人和规定报告的传染病病原携带者在诊断后，实行网络直报的责任报告单位应于 24 h 内进行网络报告；未实行网络直报的责任报告单位应于 24 h 内寄送出传染病报告卡。

3. 接报及传报

县级疾病预防控制机构收到无网络直报条件责任报告单位报送的传染病报告卡后，应于 2 h 内通过网络进行直报。

获得突发公共卫生事件相关信息的责任报告单位和责任报告人，应当在 2 h 内以电话或传真等方式向属地卫生行政部门指定的专业机构报告，具备网络直报条件的要同时进行网络直报，直报的信息由指定的专业机构审核后进入国家数据库。不具备网络直报条件的责任报告单位和责任报告人，应采用最快的通信方式将《突发公共卫生事件相关信息报告卡》报送属地卫生行政部门指定的专业机构，接到《突发公共卫生事件相关信息报告卡》的专业机构，应对信息进行审核，确定真实性，2 h 内进行网络直报，同时以电话或传真等方式报告同级卫生行政部门。

接到突发公共卫生事件相关信息报告的卫生行政部门应当尽快组织有关专家进行现场调查，如确认为实际发生突发公共卫生事件，应根据不同的级别，及时组织采取相应的措施，并在 2 h 内向本级人民政府报告，同时向上一级人民政府卫生行政部门报告。如尚未达到突发公共卫生事件标准的，由专业防治机构密切跟踪事态发展，随时报告事态变化情况。

突发公共卫生事件及传染病信息报告的其他事项按照《国家突发公共卫生事件相关信息报告管理工作规范（试行）》及《传染病信息报告管理规范》有关规定执行。

4. 报告信息

各级疫情报告部门应建立传染病疫情登记簿，并指定人员负责本单位突发公共卫生事件和传染病疫情报告卡的收发和核对，设立传染病报告登记簿，统一填报有关报表。

县级疾病预防控制机构负责本辖区内突发公共卫生事件和传染病疫情报告卡、报表的收发、核对，疫情的报告和管理工作。

各级疾病预防控制机构应当按照国家公共卫生监测体系网络系统平台的要求,充分利用报告的信息资料,建立突发公共卫生事件和传染病疫情定期分析通报制度,常规监测时每月不少于三次疫情分析与通报,紧急情况下需每日进行疫情分析与通报。

5. 国境口岸疫情报告

国境口岸所在地卫生行政部门指定的疾病预防控制机构和港口、机场、铁路等疾病预防控制机构及国境卫生检疫机构,发现国境卫生检疫法规定的检疫传染病时,应当互相通报疫情。

四、调查处理

1. 突发公共卫生事件的调查处理

不同类别的突发公共卫生事件的调查应当按照《全国突发公共卫生事件应急预案》规定要求执行。突发公共卫生事件与传染病疫情现场调查应包括以下工作内容:

(1)流行病学个案调查、密切接触者追踪调查和传染病发病原因、发病情况、疾病流行的可能因素等调查。

(2)相关标本或样品的采样、技术分析、检验。

(3)突发公共卫生事件的确证。

(4)卫生监测,包括生活资源受污染范围和严重程度,必要时应在突发事件发生地及相邻省市同时进行。

2. 传染病疫情调查处理

疾病预防控制机构发现传染病疫情或接到传染病疫情报告时,应当及时采取下列措施:

(1)对传染病疫情进行流行病学调查,根据调查情况提出划定疫点、疫区的建议,对被污染的场所进行卫生处理,对密切接触者,在指定场所进行医学观察和采取其他必要的预防措施,并向卫生行政部门提出疫情控制方案。

(2)传染病暴发、流行时,对疫点、疫区进行卫生处理,向卫生行政部门提出疫情控制方案,并按照卫生行政部门的要求采取措施。

(3)指导下级疾病预防控制机构实施传染病预防、控制措施,组织、指导有关单位对传染病疫情的处理。

3. 调查责任

各级各类医疗机构应积极配合疾病预防控制机构专业人员进行突发公共卫生事件和传染病疫情调查、采样与处理。

任何单位和个人发现责任报告单位或责任疫情报告人有瞒报、缓报、谎报突发公共卫生事件和传染病疫情情况时,应向当地卫生行政部门报告。

 任务训练——疫情监测信息报告管理方法

一、实训设计

(一)实训目的和要求

1. 掌握疫情检测信息报告流程。

2. 掌握疫情检测信息报告管理方法。

(二)实训内容

1. 疫情检测信息报告。

2. 疫情检测信息报告管理。

二、实训步骤

(一)实训前准备

1. 人员准备:学生分组进行角色扮演。

2. 物品准备:报告卡和总登记簿、疫情收报台账。

(二)实训

1. 情景模拟

某次列车 1 车厢 1A 席位旅客突发疾病,高度考虑传染病。

2. 疫情检测信息报告

按属地管理原则向所在地县级疾病预防控制机构报告,第一时间启动应急预案,及时提供相关乘车人员信息,配合沿途各站所在地卫生防疫部门开展流调协查和处置工作。

3. 注意事项

(1)信息报告及应急处置等方案按防疫要求设计。

(2)未经当事人同意,不得将传染病病人及其家属的姓名、住址和个人病史以任何形式向社会公开。

 效果评价

疫情监测信息报告管理方法训练评分表

姓 名		地 点		时 间	
实训项目	实训考查要点	分值	小组评分	教师评分	最终得分
疫情监测信息报告管理方法	发现疫情	20			
	信息上报	50			
	应急预案、协查处置工作	20			
	个人防护措施	10			
合 计		100			

 复习思考题

1. 传染病需要具备哪些环节才能流行? 哪些传染病可经呼吸道传播? 哪些传染性疾病可经消化道传播? 举出 2~3 例。

2. 请举例说明传染病流行的影响因素。

3. 传染病具有哪些基本特征? 传染病的预防措施有哪些?

4. 按照《传染病防治法》,传染病分哪几类? 请每个举两个例子。

5. 对接触者、病原携带者和动物传染源处理原则有哪些?

6. 什么是呼吸道传染病?

7. 呼吸道传染病的传播方式有哪些?

8. 呼吸道传染病的预防原则是什么?

9. 什么是冠状病毒?

10. 常见消化道传染病有哪些?

11. 消化道传染病的传播方式有哪些?

12. 预防消化道传染病的关键措施有哪些?

13. 普通急性菌痢的症状有哪些?

14. 什么是自然疫源性疾病?

15. 自然疫源性疾病的传播方式有哪些?

16. 自然疫源性疾病的预防措施有哪些?

17. 常见自然疫源性传染病有哪些?

18. 不同类别的传染病的管理要求分别是什么?

19. 突发公共卫生事件和传染病疫情的监测管理机构有哪些?

20. 发生各类传染病时的报告时间是怎么规定的?

21. 突发公共卫生事件与传染病疫情现场调查工作内容有哪些?

项目二 急 救

学习目标

1. 知识目标
● 掌握急救的方法与原理及相应的处置措施
● 熟悉旅客突发急症的基本概念、基本特征、处理方法
● 了解急症的发病影响因素、发病过程的表现
2. 能力目标
● 对急症有初步识别能力
● 对急症有简单处理能力,熟练掌握心肺复苏、包扎、止血、转运的方法
● 学会急救方法
3. 素质目标
● 同情、关爱急症患者
● 具有吃苦耐劳及责任意识
● 具有团队合作精神

典型工作任务一 旅客急病的辨识及应急处置

任务引入

20××年××月××日中午,在南京开往如东的某次列车上,一名旅客突然腹痛难忍、浑身无力,情况非常紧急。接到客运部门报警求助后,海安火车站派出所客运执勤民警会同车站职工第一时间前往站台并等待120急救车到来。列车停靠后,民警立即进入三号车厢查看患病旅客情况和进行一些必要的救助。客运人员找来担架,民警随即配合其他人员将患病旅客抬出车厢,第一时间将患病旅客送上救护车送往医院接受进一步治疗。

请思考:

1. 铁路旅客发生的急病常见的有哪些?

2. 如何辨识旅客急病并进行应急处置?

知识准备

旅客发生急病是旅客在车站候车期间或在列车上突然生病。中华人民共和国交通运输部《铁路旅客运输规程》第四十五条规定:发生旅客急病、分娩、遇险时,铁路运输企业应当积极采

取救助措施并做好记录。公安机关开展调查、侦查时,铁路运输企业应当配合公安机关开展工作,协助收集相关证据、调查事件发生原因。旅客列车应配备急救药箱,做到专人保管,做好使用登记并及时补充药品器械。

一、旅客发生急病的处理

1. 持有车票的旅客在车站候车期间发生急病时,车站应立即送至医院急救。如是传染病,应转送传染病医院。旅客在列车上发生急病时,列车长应填写客运记录,送交市、县所在地车站或较大车站,由站长负责转送医院治疗。车站不得拒收。旅客在治疗期间所需的一切费用,应由旅客自己负担。如本人确实无力负担,铁路局集团公司可在"旅客保险支出"项下列支,由车站按时请领偿还医院。

2. 无票人员发生急病的处理。在站台或列车上发生急病时,由铁路部门负责处理。除站台以外,在车站范围的候车室、广场等地发生时,由地方有关民政部门处理。

承运人在运输过程中对患有急病、分娩、遇险的旅客尽力救助,既是承运人应承担的道德义务、合同义务,也是法律规定的法定义务,如果未尽此义务导致旅客人身损害,应当承担人身损害赔偿责任。

二、旅客常见急病的辨识

(一) 小儿急病的辨识

1. 小儿发热

(1)发热的定义

2016 年版《中国 0 至 5 岁儿童病因不明急性发热诊断和处理若干问题循证指南》将发热定义为:体温升高超出 1 d 中正常体温波动的上限。正常体温会有生物钟昼夜节律,日差≤1 ℃。一般肛温超过 38 ℃,舌下温度超过 37.5 ℃,腋下温度超过 37.4 ℃,就可以认为是发热。但年龄不同,发热的定义有所差异。一般认为肛温 38~38.5 ℃为低热,超过 39 ℃为高热,超过 41 ℃为超高热。持续发热 2 周以上为长程发热。

(2)发热对机体的影响

发热是机体炎症反应的组成部分,是患病时的一种防御性反应,在抗感染方面起一定作用。在体温 38~40 ℃时,白细胞吞噬功能最强,并杀灭大部分细菌。中性粒细胞制造更多的过氧化离子、更具活性的干扰素,细菌和病毒的复制受到直接抑制。发热引起代谢率、氧耗及二氧化碳产生增加,对心血管和呼吸系统需求增加,尤其对休克或心肺异常的儿童影响更大,使患儿产生不适,感觉四肢酸软无力,易致高热抽搐。

(3)发热的常见病因

①感染性疾病是发热的首位原因,包括常见的各种病原体引起的传染病以及全身性或局灶性感染。其中,以细菌和病毒引起的感染性发热最常见,如上呼吸道感染、肺炎、肠炎、麻疹、水痘、手足口病等疾病引起的发热。

②非感染性疾病,如系统性红斑狼疮、皮肌炎、白血病、淋巴瘤、甲状腺功能亢进、重度脱水等。

③中枢性发热。某些致热因素使体温调定点上移后发出调节冲动,造成产热大于散热,体温升高,称为中枢性发热,如物理性的中暑,化学性的重度安眠药中毒,机械性的脑出血、脑震

荡、颅骨骨折等。这些原因可直接损害体温调节中枢,致使其功能失常而引起发热。其中高热、无汗是这类发热的特点。

(4)发热的分期

每次发热的过程可以分为三期。

①体温上升期。主要表现是儿童手足发凉,可能伴有皮肤苍白、畏寒,严重的出现寒战。此期孩子的精神状态可以正常,寒战例外。

②高热持续期。主要表现是儿童皮肤转变为发红伴有灼热感。此期患儿可能会疲乏无力。

③体温下降期。主要表现皮肤出汗、潮湿。此期患儿精神状态可能会好转。

(5)发热的辨识

发热作为一种症状的诊断容易,但发热的病因诊断困难。体温的高低和疾病的严重程度不相关,但是和孩子的精神状态相关。所以观察孩子的精神状态很是重要。列车客运人员要详细询问家长患儿的病史,有效地辨识疾病的严重程度,在送医前有针对性地选择急救措施。不能以发热程度预测发热病因及疾病严重程度。当患儿出现以下表现时预示可能为发热重症,需要及时送医:

①皮肤颜色:苍白、花纹、苍灰或发绀。

②活动:对外界无反应,刺激不能唤醒,哭声尖或持续哭吵,哭声低弱。

③呼吸:呻吟、气促、呼吸频率增加,锁骨上窝、胸骨上窝、肋间隙出现吸气凹陷。

④脱水:皮肤弹性弱。

⑤其他:皮疹压之不退,婴儿前囟饱满,颈项强直,惊厥。

(6)发热的急救处置

由于儿童对发热的耐受程度存在个体差异,发热时可适当采用物理降温,当儿童体温≥38.5 ℃(肛温 39 ℃,口温 38.5 ℃,腋温 38.2 ℃)和(或)出现明显不适时,建议采用退热剂。退热的目的是减轻儿童发热引起的烦躁和不适感,并减轻家长对儿童发热的紧张或恐惧情绪。

目前推荐适用于儿童的退热药只有两种:对乙酰氨基酚和布洛芬。小于 1 岁推荐使用水剂,大的儿童可以用使用颗粒或者片剂,喂药困难的儿童可以使用栓剂。对乙酰氨基酚可用于大于等于 2 个月以上的儿童,为退热药物的首选药物。用法为每 6 h 一次,单次每公斤体重 15 mg,一天喂药次数不超过 4 次,为了避免药物不良反应,两次用药最短时间间隔为 6 h。布洛芬可用于大于或者等于 6 个月以上的儿童。用法为一天喂药次数不能超过 4 次。由于布洛芬单次退热效果持续时间长于对乙酰氨基酚,为了避免药物的不良反应,两次用药时间间隔应大于 6 h。若患儿继发脱水,不建议使用该药。

物理降温方法包括退热贴、温水擦浴、冰枕等。这种降温方式可能会引起患儿不舒服,所以不推荐使用。但是对于没有相应的药物退热的小于 3 个月的儿童,以及发热让患儿非常不舒服或者患儿不能口服退热药的情况,可以给其采取物理降温。相较冰枕和退热贴,更推荐温水浴。方法为用洗澡布蘸上温水给患儿一直擦身体,直到患儿的体温降到可以接受的程度,期间室温保持在 24 ℃。

退热的关键是出汗,保证患儿身体内液体足够是退热的重要前提。可通过多喝水,吃含水丰富的食物,或者直接补充小儿电解质(如稀释的口服补液盐)。如孩子因口腔溃疡、疱疹、化脓性扁桃体炎等不爱喝水,建议喝凉的其他饮料,如果汁、绿豆水、黄豆水、豆浆、牛奶等,利于退热。期间注意穿衣适量,勿使室温过高。

2. 小儿腹泻

(1)定义

小儿腹泻是儿科常见疾病,夏、秋季节高发,本病可由多种因素和病原菌引发,常发病于6个月至2岁的小儿。主要特点为排便次数增多和大便性状改变,可伴有发热、呕吐、腹痛等症状,严重者甚至可以导致不同程度水、电解质、酸碱平衡紊乱。

(2)常见病因

小儿腹泻主要分为感染性腹泻和非感染性腹泻两大类。

①感染性腹泻:可由病毒、细菌、真菌、寄生虫引起,以前内者为多见。

a. 轮状病毒感染。轮状病毒肠炎是由轮状病毒感染所导致的急性消化道传染病。此病毒所致的腹泻一年四季都可发生,但以每年秋季发病率最高,可引起流行,故称为秋季腹泻。每年的9月份到次年的1月份,是秋季腹泻的流行季节,其中10~12月是流行的高峰期。此病多发生于6个月至2岁小儿。婴幼儿感染轮状病毒后潜伏期为1~3 d。其中6~24月龄患儿症状较重,大龄儿童或成人多为轻型。

临床特征为急性起病,伴有低热和恶心、呕吐,继而腹泻,粪便多为水样或黄绿色稀便,无黏液及脓血便,每天十次至数十次不等。严重者可出现脱水及代谢性酸中毒、电解质紊乱,甚至导致死亡。部分患儿可伴有咳嗽、流涕等上呼吸道症状,严重者有支气管炎或肺炎表现。一般呕吐与发热持续2 d左右消失,普通患者症状轻微,多数患者腹泻持续3~5 d,总病程约1周。免疫功能低下的患儿可出现肠道外症状及慢性腹泻,甚至引起呼吸道感染、坏死性肠炎、肝脓肿、心肌炎、脑膜炎等。

b. 其他细菌或病毒感染。许多患儿腹泻的主要原因是细菌或病毒感染。病症轻微的可以自愈,严重时可能伴有呕吐、便血、腹痛,必要时需到医院接受治疗才能痊愈。外感后大便次数略增多,稀糊便,含少许黏液,无大量水分及脓血。腹泻症状往往不严重,可随着原发病的好转而消失。部分患儿长期使用抗生素后会导致菌群失调而出现腹泻,常表现为慢性、迁延性腹泻。

②非感染性腹泻。

a. 喂养不当。为非感染性腹泻的主要原因,如喂养过量、添加辅食不当、营养成分过高等原因,导致小儿胃肠道功能紊乱而发生腹泻,这种腹泻多见于6个月内的婴儿。如不及时控制,易并发肠道感染。

b. 过敏性腹泻。多见于过敏体质患儿,如对牛奶、海鲜及大豆制品过敏而引起的腹泻。

c. 糖原性腹泻。某些特殊患儿肠道对糖的吸收不良或对乳糖不耐受引起腹泻。

d. 气候因素。气候突然变化、腹部受凉使肠蠕动增加,天气过热消化液分泌减少或由于口渴饮奶过多等都可以诱发消化功能紊乱导致腹泻。

(3)小儿腹泻的辨识

①观察大便性状和次数:如果大便呈糊状或含有不消化的奶瓣,量不大,非水样便,也非黏液脓血便,可以暂时不处理,留待观察。如果呈水样便,每次量很多,或肉眼看见黏液或血丝,应立即送医。

②观察是否有脱水现象:如患儿哭时泪少或无泪,加上尿少,说明脱水很严重,要立即给孩子补液。如患儿不呕吐,可以给孩子服用口服补液盐,或服用淡糖盐水。如呕吐很严重,不能

进食,需要送医院输液。同时注意患儿是否有发热现象,如温度超过 38.5 ℃以上,要适当选择退热药。

③观察其他体征情况:量患儿体温,看身上有无皮疹或其他异常表现,腹泻是出现在发烧前还是发烧后。看患儿的精神面貌,是否有精神差、阵发性哭闹、尿少、呕吐等。

（4）腹泻急救处置

给腹泻患儿多补充水和电解质是治疗腹泻的关键,婴儿腹泻时,通过大便丢失大量的水和电解质,加上呕吐、少饮,很容易发生脱水和电解质紊乱,使病情加重。

①积极预防及纠正脱水。口服补液盐可以安全有效地治疗 90% 左右的腹泻脱水。口服补液盐有三种,包括口服补液盐 Ⅰ、Ⅱ、Ⅲ。推荐最新的口服补液盐Ⅲ（第三代口服补液盐）。一般每天补液量为每千克体重约 100 mL,可让患儿随意口服。如有呕吐仍可少量多次喂饮,呕吐停止后即可喂哺奶类。失水严重的患儿,还应该静脉补液。

②饮食恢复。小儿腹泻期间应保证充足的肠道营养供给,鼓励进食。饮食上依据由稀到稠、由少至多的原则,根据患儿腹泻程度及食欲进行饮食调整和恢复。小于 6 个月的患儿,可继续喂养日常食用的奶或奶制品;大于 6 个月者给予平日习惯的日常饮食（如粥、面条、烂饭等,可给一些新鲜水果汁或水果以补充钾）,避免不易消化的食物。腹泻严重或呕吐严重者,可暂禁食 4~6 h,但不应禁水。禁食时间不超过 6 h,应尽早恢复饮食。

③抗菌、抗病毒药物的使用。婴幼儿腹泻多数是由非感染性因素引起,用抗生素治疗无效。病毒性肠炎不需用抗生素。多达 90% 的腹泻不需要采用抗菌药物,并且细菌性腹泻大多具有自限性,症状较轻的患儿也不需要抗菌药物治疗。

④肠黏膜保护剂的使用。推荐吸附性止泻药蒙脱石散,具有覆盖、修复消化道黏膜,消除多种毒素、病原体的作用,难以被胃肠道吸收,不会导致肠道内食物的运行改变,具有较好的安全性。但使用时应注意药量控制,腹泻症状缓解后酌情减量或停用,若过量服用则可能导致便秘。

3. 小儿腹痛

（1）定义

腹痛是小儿时期最常见的症状之一,也是某些疾病的早期信号。急性腹痛尤其是急腹症必须紧急处理,如果诊断贻误或处理不当会危及患儿的生命。婴幼儿常不能自诉腹痛,而是表现为哭喊吵闹。婴幼儿哭闹时,如果抱起后哭叫停止,一般就可排除腹痛。若继续哭闹,又排除了饥饿、小便、寒冷、闷热等不适,同时还有烦躁不安、痛苦面容或面色苍白,可能就是腹痛。稍大些的患儿能自诉腹痛,但若腹痛不影响食欲、睡眠,没有面色改变,说明腹痛不严重。若患儿两手捧腹或双腿蜷曲、辗转反侧、面色发白、冒冷汗等,则说明腹痛严重。

（2）病因

小儿腹痛的原因繁多,可由感染、物理性刺激、外伤、营养不良、代谢障碍、遗传因素等引起,是腹内组织或器官受到某种强烈刺激所引起的一系列体液和神经反应。痉挛是小儿腹痛的主要原因,但还有很多其他原因造成小儿腹痛。

（3）小儿腹痛的辨识

腹痛可分为功能性与器质性两类。功能性腹痛是由于胃肠道功能发生紊乱,蠕动过强,胃肠收缩过剧,如肠易激症、肠痉挛症、精神性腹痛等;器质性腹痛多见于胃炎、胃溃疡、急性阑尾炎、腹膜炎、胰腺炎等。若为功能性腹痛,病情会自行缓解;若为器质性疾病所致,腹痛一般会逐渐加剧。腹痛部位及相关疾病类型见表 2-1。

表 2-1　腹痛部位及相关疾病类型

部　位	可能疾病
上腹正中痛	消化性溃疡、急慢性胃炎、急性胰腺炎、胸膜炎、胆道蛔虫症
右上腹痛	肝炎、胆囊炎、胆石症、肠蛔虫症、胆道蛔虫症
左上腹痛	脾脏创伤
脐周围痛	肠蛔虫症、肠痉挛、急慢性肠炎、过敏性紫癜
右下腹痛	急性阑尾炎、肠系膜淋巴结炎、肠结核
左下腹痛	痢疾、粪便堵塞、乙状结肠扭转
后背肾区叩击痛	肾盂肾炎、输尿管结石

　　肠痉挛所致腹痛常表现为突然发生的阵发性、间歇性的腹痛，腹痛以脐周为主，常自行缓解。疼痛时可以给患儿做顺时针腹部按摩，喝热水及热敷都有缓解作用。此病易反复发生，发作往往与进食不当相关。

　　急性胃肠炎可发生于各年龄组小儿，常常以呕吐、腹泻及发热为主要症状，伴发腹痛，有时腹痛也非常剧烈，呕吐腹泻后腹痛往往缓解。

　　婴儿在出生后 2～6 个月易患婴儿肠绞痛、肠胀气，引发其频繁哭闹。如果婴儿不停地吃奶，又不停地排便和排气，首先应考虑肠绞痛。

　　如腹痛非常严重，按摩后缓解不明显，或缓解后反复腹痛并疼痛逐渐加重，需鉴别是否是下面的急腹症：①肠套叠。发病突然，患儿因阵发性腹痛而哭闹，同时，面色苍白，精神较差，出现呕吐，发展到吐胆汁、下泻，发病 4～12 h 可出现血便，检查腹部右上腹或上腹部可摸到肠样肿块。婴幼儿尤其是 2 岁以下的阵发性的哭吵不容易安慰，哭吵持续约 10～15 min，间隔 15 min 至一两个小时，可伴呕吐以及排暗红色或者果酱色大便，可能是肠套叠。②小儿急性阑尾炎。多发于 5 岁以上小儿，婴幼儿也有发病。典型症状为转移性右下腹痛（剧痛）、呕吐、发热，而且病情进展快，易穿孔形成脓肿或腹膜炎，要及时将患儿送医治疗。

　　不同年龄的小儿腹痛，其好发疾病亦各异，列车客运人员应该从以下三个方面仔细观察：

　　①从年龄上。婴幼儿肚子疼多为胃肠功能紊乱问题，如肠胀气、肠痉挛等，如为急性起病或伴有严重呕吐的则要注意肠套叠、嵌顿性疝等疾病。

　　②从疼痛特点上。要观察腹痛的部位，尤其是轻按患儿腹部，常能正确反映患儿腹部疼痛的部位，还要观察患儿的疼痛是否固定在某点。观察腹痛持续的时间，是阵发还是持续的；观察腹痛的程度及性质是轻微，还是难以忍受；是绞痛、胀痛，还是撕撕拉拉的痛。

　　③从伴随症状上。观察有无发热、呕吐、腹泻、便秘、血便症状，呕吐物中是食物残渣还是水，有无胆汁、粪样物以及气味，患儿是否尖声号哭及面色苍白等。

　　（4）腹痛的急救处置

　　对于未知明确病因之前的腹痛不能轻易给患儿服用镇痛解痉类药物，如阿托品、颠茄片等药，由于止痛药暂时止住了疼痛，掩盖了疾病的真相，使疾病发出的"警报"不能被早期发现，容易造成误诊或延误诊断。

　　首先应进行腹部检查，让患儿仰面躺在床上，下肢弯起来，一边与患儿交谈，一边用温暖的手指平贴在患儿的腹壁上，手指轻弯曲感觉患儿腹壁肌肉的紧张度。如果柔软无抵触感，则一般病变较轻或者是功能性病变；如果腹壁硬或者患儿不让抚摩腹部或者全腹疼痛，则大多是器质性病变。如果患儿伴随以下症状须立即送医：

①腹痛剧烈但又找不出原因。

②腹痛的同时伴有发热。

③婴儿腹痛后出现果酱样大便、柏油样大便或鲜红血便。

④腹痛时触摸腹部有腹肌紧张、反跳痛或摸到腹部肿块。

4. 小儿惊厥

（1）定义

小儿惊厥是一种小儿常见病，尤以婴幼儿最为常见。婴儿惊厥又称"抽风""惊风""抽搐"，主要表现为突然发作的四肢及面部肌肉抽动。惊厥持续时间一般为 3～5 min，有时会反复发作，甚至呈持续性。惊厥频繁发作或呈持续状态，可危及生命或可使患儿遗留严重后遗症，影响小儿的智力发育和健康。

（2）病因

小儿常见的惊厥疾病有热性惊厥、颅内感染、中毒性脑病、癫痫和维生素 D 缺乏性手足搐搦症。热性惊厥是指任何引起高热的颅外感染所致的惊厥，发病率为 3%～4%，其中因急性上呼吸道感染引起者占 70% 以上，分为单纯性和复杂性热性惊厥（表 2-2）。

表 2-2　单纯性热性惊厥与复杂性热性惊厥鉴别

特　　点	单纯性热性惊厥	复杂性热性惊厥
年龄	6 月～6 岁	任何年龄
抽搐出现时间	发热 24 h 内	发热任何时间内
神经疾病	无	可有如外伤、窒息、中毒
发作时的体温	病初体温骤升多在 38.5 ℃以上	低热也可发生
惊厥发作表现	一般为全身性、对称性	可为一侧性、局限性
惊厥持续时间	短，极少超过 10 min	长，可超过 10～20 min
惊厥次数	少，一次性病程，多为一次	多，反复发作
神经系统检查	正常	可不正常，病程长、颅神经麻痹、偏瘫
脑电图	热退 1～2 周后正常	热退 1～2 周后仍有异常
预后	良好	差，反复发作、癫痫、智能行为异常

（3）临床表现

发热伴惊厥是小儿热性惊厥的典型表现。惊厥多发生在发热时或发热后 12 h 内，表现为意识突然丧失，多伴有双眼球上翻，凝视或斜视，面肌或四肢肌强直，痉挛或不停地抽动。发作时间可达数秒至几分钟，有时反复发作，甚至呈持续状态。此时患儿的体温多在 38.5 ℃以上。有的患儿甚至会出现大小便失禁等症状。

无热惊厥通常不发热，但有时因惊厥时间较长，也可以引起体温升高。此时发热为惊厥的后果而不是原因，无热惊厥常见于代谢性疾病、营养障碍性疾病。

（4）热性惊厥急救处置

发生惊厥时应全力以赴，就地争分夺秒地抢救。

由于高热突然发生惊厥，首先要保持镇静，不要大声叫喊或摇动患儿，将患儿放到床上或地板上，保证周围环境安全，避免擦伤、碰伤、坠床等二次伤害。将患儿保持平卧，解开衣扣，头偏向一侧,保持呼吸道通畅,防止分泌物误吸入呼吸道,及时清理口鼻分泌物,并托起下颌防止患儿舌根后坠引起窒息。用纱布包裹压舌板,垫在上下齿第二磨牙齿之间,防止咬伤舌头。有条件者可吸氧。由于抽搐而青紫或惊厥时间较长的患儿应立即吸氧。如果抽搐时间过长,会造成不可逆的缺氧性脑损伤。体温升高应退热,可采用物理降温的方式,保持空气流通,及时记录体温、发作的时间及时长、发作时的状况,便于送医时医生了解病情。

患儿惊厥时不要强行按压、摇晃、拖拽其肢体,以免引起软组织挫伤、骨折等。不要在抽搐时或抽搐停止后立即喂退烧药、喂水,以免引起呛咳、吸入性肺炎等。不要强行撬开患儿的嘴,也不要往嘴里塞东西。不要掐人中,会增加对患儿的刺激,并且可能因操作不当增加呼吸道阻塞的危险。不要用酒精擦浴的方式进行降温。患儿经护理之后,应及时送医院进一步诊治。

5. 气管异物

(1)定义

气管异物是婴幼儿时期较常见的危急重症。据调查,发生气管异物的患者中,5岁以下的儿童占83.6%,3岁以下的儿童占到了65.3%。气管异物如果来不及清除,就会危及生命。食物、异物卡喉常因进食或口含异物时嬉笑、打闹或啼哭而发生,尤其多见于儿童。表现为突然呛咳、不能发音、呼吸急促、皮肤发紫,严重者可迅速出现意识丧失,甚至呼吸心跳停止。异物卡喉的患者,不能说话,不能呼吸,也不能咳嗽。此时患者可能会用一只手或双手抓住自己的喉咙,形成"V"字形,此即"海姆立克"征象。

(2)气管异物的辨识

①当儿童进食后,出现呛咳、憋气、面部发紫时应高度注意,观察孩子的呼吸声有没有变粗,有没有喘鸣。

②当时没有明显的征兆,但不久后出现持续性咳嗽、发热、浓痰等症状,也可能是食道有异物的表现。

③当儿童出现不能说话,无法咳嗽或脸色发青几乎无法呼吸时,即可确认为气管堵塞。

(3)气管异物的急救处置

如果发生气管异物,只有一个急救方法——海姆立克急救法(图2-1)。

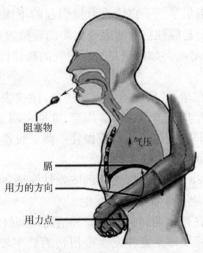

阻塞物

气压

膈

用力的方向

用力点

图 2-1　海姆立克急救法图示

海姆立克急救法是海姆立克教授于1974年发明的,它是一种运用于呼吸道异物窒息的快速急救手法。

海姆立克急救法原理:冲击腹部——膈肌下软组织,该部件被突然地冲击,产生向上的压力,压迫两肺下部,从而驱使肺部残留空气形成一股气流。这股带有冲击性、方向性的长驱直入于气管的气流,就将堵住气管、喉部的食物硬块等异物驱除,使人获救。

①婴幼儿:大人马上把儿童抱起来,一只手捏住儿童下颌骨两边,手臂贴着儿童的前胸,另一只手托住儿童后颈,让儿童脸朝下趴在家长大腿上,且头部稍低于躯干,在儿童背部两肩胛骨间拍打1~5次。让儿童仰卧背贴在大人的大腿上,用中指和食指,放在儿童胸廓下和脐上的腹部,快速向上压迫1~5次。循环进行背部拍击和腹部按压,直到异物冲出为止。

②幼儿:大人从背后抱住儿童,一手握拳,顶住儿童上腹部,另一只手手掌压在拳头上,双臂用力向上、向内紧压,前几次用力冲击,有节奏地一紧一松,直到将异物冲出(有些情况不一定最后能将异物冲出)。

海姆立克急救法在撞击时,可能会对内脏造成伤害,所以不管异物有没有排出都要及时送到医院检查。如果操作过程中,被救者呼吸越来越困难,也要及时送去医院急救。

(二)孕妇急病的辨识

1. 腹痛

(1)定义

妊娠期由于孕妇机体各系统发生一系列适应性的生理变化,增大的子宫使腹腔脏器的生理位置、功能发生相应的变化,使妊娠期急腹痛病因复杂,起病急,变化快,病情重,而且症状、体征不典型,临床表现扑朔迷离,明确诊断十分困难,容易造成孕产妇不良妊娠结局。

(2)病因

女性在怀孕之后,常常会出现腹痛的情况,而且在怀孕的整个过程当中,不同时期的腹痛,表现不一,症状不一样,原因也有区别。

①生理性原因

生理性原因腹痛主要是指早孕期子宫增大牵拉引起的下腹轻微疼痛,以及怀孕中晚期胎儿在宫腔以内活动刺激子宫引起假性宫缩所表现出来的轻微腹痛,这种腹痛往往比较轻,持续时间比较短,不会引起流产或早产。如果是足月后出现的规律性腹痛,则表示临产了。

②病理性原因

a. 先兆流产。是指出现在孕28周之前的流产迹象,往往表现为下腹部明显的疼痛,伴有阴道流血。12周之前出现为早期流产,如在12周至28周之间出现则是晚期流产。

b. 异位妊娠。表现为停经后阴道不规则流血伴一侧下腹疼痛,严重时可以出现异位妊娠破裂导致腹腔内出血危及生命。

c. 先兆早产。发生在孕28周至37周之间的阵发性腹痛,可以伴有阴道流血甚至胎膜早破。如果不及时就诊治疗,可能会导致早产的发生。

d. 尿路感染。不少孕妇在怀孕期间会出现此种情况,同时伴有排尿时疼痛,或小便带血。

e. 卵巢囊肿蒂扭转。妊娠期卵巢囊肿发生蒂扭转的概率较非孕期多2~3倍,如不及时处理,可危及母婴生命。扭转前可能有诱因,如体位突然改变、运动、不适当的劳动姿势等,也可能没有明显诱因,定期产检可以及时发现卵巢囊肿蒂扭转的先兆。当扭转发生时,囊肿周边的血流中断,使囊肿肿胀甚至坏死,导致孕妇会出现间歇性的一侧下腹痛,同时伴有恶心、呕吐和虚脱的感觉。

f. 子宫破裂。指在妊娠晚期或分娩过程中子宫体部或子宫下段发生的破裂,直接威胁母婴生命。引起原因包括子宫手术史、外伤、梗阻性难产、缩宫素使用不当、产科手术损伤等。会表现为腹痛症状。

g. 急性胆囊炎、胆石症。以妊娠晚期多见,常在进食油腻食物后发病,表现为右上腹或中上腹剧痛或绞痛,常放射至右肩或背部,并常出现恶心、呕吐等消化道症状。严重时有畏寒、发热的症状。

h. 急性阑尾炎。由于子宫增大,使阑尾及大网膜位置改变。该病症临床表现不典型,容易造成误诊,延误治疗。它通常表现为发热、恶心、呕吐,右下腹出现压痛反跳痛和肌紧张等表现。

i. 急性肠梗阻。由于怀孕之后孕激素水平上升,使胃肠蠕动减慢,孕妇就会容易出现便秘和腹胀的情况,从而引发腹痛。严重时出现急性肠梗阻,表现为腹胀、腹痛,肛门停止排气,恶心呕吐等。

j. 妊娠合并子宫肌瘤。在妊娠早期,由于黏膜下肌瘤的存在,常易发生流产,引起腹痛;随着妊娠增大的有蒂的浆膜下肌瘤,容易因为子宫收缩等因素发生蒂扭转,导致坏死,产生剧烈的腹痛;当子宫肌瘤生长加快时突然或慢性血运不足,可发生中心性缺血,造成子宫肌瘤红色变性,出现腹痛、发热、白细胞计数升高等症状。

(3)腹痛的病因辨识

妊娠性腹痛是一种常见病,其病因各异,但一定要区分是生理性还是病理性原因。一般生理性腹痛以妊娠 3～5 个月时多见,疼痛部位多位于下腹部子宫一侧或双侧,呈牵涉痛、钝痛或隐痛,常发生于远距离行走或体位变动时,卧床休息后多可缓解,不需要特别治疗。病理性腹痛原因比较复杂,有多种情况,如果在孕早期有下腹坠痛、肛门坠胀、阴道流血等现象,就要考虑宫外孕、流产等情况。如果孕妇在孕中晚期出现全腹下坠、肛门坠胀、阵发性腹痛、阴道流血等现象,要考虑早产、胎盘早剥等情况。如果孕妇偏上或右下方出现无规律性腹痛,并有高热、恶心、呕吐等症状,可能是患有急性阑尾炎,需即时就医诊治。

2. 阴道出血

(1)定义

孕期出血是指女性在怀孕期间出血现象。孕期阴道出血是妊娠处于危险状态的征兆,出血的量多则数百毫升,少则几毫升。通常出血量越大,情况就越危急,但并不是所有的出血都看得见,所以临床上不是单以看得到的出血量来评估患者的状况。此外,不同疾病的出血量与其实际严重性有时候也是不成正比的。

孕期出血的原因和状况因人而异,危险程度也各不相同。为确保母亲及胎儿的安全,列车客运人员应该对各种可能导致出血的情形有所了解与认知。

(2)病因

孕期阴道出血的原因是多方面的,在孕期的不同阶段发生的出血代表的原因和临床意义一般不同,处理方式也不一样。

生理性出血,在受精卵着床至子宫内膜时,会影响子宫内膜的细小血管,而引起点状的着床性出血,一般无其他伴随症状(如腹痛、经期不适等),多属于正常的现象,这种情况不需治疗。

病理性出血常见于：

①孕早期(怀孕 12 周前)：常见的是流产、宫外孕所造成的出血。

②孕中期(怀孕 13～27 周)：常见的是子宫颈机能不全、葡萄胎导致的出血。

③孕晚期(怀孕 28 周至生产)：常见的是前置胎盘、胎盘早期剥离导致的出血。

(3)病因辨识与应急处置

①流产：胎盘和子宫壁分离，并刺激子宫，会使子宫收缩，子宫颈扩张，血液从子宫中流出。这种流血多伴有下腹疼痛，流血量由少到多，色由暗到红，腹痛由隐痛逐渐发展到较剧烈疼痛。

辨识与处置：阴道流血量不多(少于月经量)，且确诊先兆流产的，宜保胎治疗。孕妇需绝对卧床休息，同时应用镇静剂、黄体酮、维生素 E 等进行治疗，并进行严密观察。如果阴道大量出血(超过月经量)，阵缩变剧，腹部剧痛有块物排出，出血不停，诊为难免流产或不全流产时，需保留排出物，同时立即送医处理以防大出血引起休克而危及生命。

②宫外孕：当受精卵发育到一定程度，会使输卵管壁发生破裂而出血。由于这种出血是流在腹腔内，经阴道流的出血可能并不多，但常伴有剧烈绞痛。

辨识与处置：在停经后有阴道出血伴下腹痛，要高度重视，必须送医就诊排除宫外孕。如在列车上发生下腹剧痛，拨打 120，在救护车来到之前，患者应当头低、脚高，保持安静，防止出血导致贫血和休克。用毛毯等物做好保温。

③葡萄胎：流产一般开始于闭经后的 2～3 个月。流血多为断断续续少量出血，但有的会反复多次大量流血。

辨识与处置：孕早期于医院做子宫 B 超监测胚胎发育，可早期发现葡萄胎。如在列车上旅客发生阴道出血伴咯血、头痛时，密切观察病情，一旦出血多应赶紧送医院急救，短期延误可能造成失血过多，危及生命。

④前置胎盘

胎盘的正常附着处在子宫体部的后壁、前壁或侧壁。妊娠 28 周后，如果胎盘附着于子宫下段，甚至胎盘下缘达到或覆盖在子宫颈内口处，位置低于胎儿的先露部，称为前置胎盘。典型症状是无诱因、无痛性反复阴道出血。前置胎盘是妊娠晚期的严重并发症，也是妊娠晚期出血最常见的原因。如处理不当，会危及母儿生命安全。

辨识与处置：原则上以孕妇安全为主，在母亲安全的前提下，尽量避免胎儿早产，以降低其死亡率。采取措施有控制出血、纠正贫血、预防感染，正确选择结束分娩的时间和方法。妊娠不足 36 周，阴道出血量不多，孕妇全身情况好，胎儿存活者，可采取期待疗法；阴道出血量大、前置胎盘期待疗法中发生大出血休克、近预产期反复出血或临产后出血较多者，都需要立即送医，采取积极措施终止妊娠。

⑤胎盘早剥

正常情况下，当胎儿分娩以后，胎盘自子宫壁剥离娩出。胎盘早剥即胎盘早期剥离，指的是正常位置的胎盘在胎儿娩出前，部分或全部从子宫壁剥离的现象，多发生在妊娠晚期 3 个月内，诱因有妊娠高血压综合征、慢性高血压病、腹部外伤等。

辨识与处置：胎盘早剥是妊娠晚期严重并发症，有起病急、发展快的特点，若处理不及时可危及母婴生命。如果孕妇在怀孕中、晚期出现高血压病或腹部受到突如其来的外力撞击或挤压，随之出现持续性腹痛，则可能发生胎盘早剥。腹痛程度受早剥面积大小。子宫肌层是否破损等综合因素的影响，严重者腹部呈板状硬，伴阴道流血、胎动感消失、头晕、恶心、呕吐、烦躁、重度贫血、休克等征象,需要立即就医,及时诊治。

⑥见红

临近预产期,由于子宫收缩,胎儿的头部开始下坠入盆,胎膜和子宫壁逐渐分离,引起小血管破裂而出血,俗称见红。通常通过阴道流出粉红色或褐色的黏稠液体,阴道分泌物中出现血丝。一般见红在分娩阵痛前的 24 h 出现,但也有在分娩几天前甚至 1 周前就反复出现见红的情况。

辨识与处置:如果只有淡淡的血丝,量不大,没有出现规律性阵痛,可以继续观察。注意不要让孕妇太过劳累,避免剧烈运动。如果流出鲜血,超过月经出血量,或者伴有腹痛的感觉,应立即送医就诊。

(三)老年人急病的辨识

1. 昏迷

(1)定义

昏迷是机体高级神经活动受到严重抑制的一种表现。临床上按意识障碍的程度将昏迷分为四级:

①嗜睡。病人持续地处于睡眠状态,对刺激有反应,尚能唤醒,并能用语言或运动做出反应。

②昏睡。较强刺激能唤醒,言语、运动、反应较少,刺激停止后马上又进入睡眠状态。

③浅昏迷。对声、光等刺激无反应,对疼痛等强烈刺激有运动反应,生命体征平稳,角膜反射、光反射等均存在。

④深昏迷。对外界刺激均无反应,肌肉松弛,各种生理反射消失,病理反射出现,生命体征常有改变。

(2)病因

昏迷病因很多,按部位不同而分为两大类:

①颅内病变。如脑卒中、高血压脑病、脑外伤、脑肿瘤、癫痫发作等。

②全身性疾病。如肺炎、中毒性菌痢、心脏病、肺性脑病、肝昏迷、尿毒症、糖尿病酸中毒、中暑、药物中毒等。

(3)辨识

通过了解昏迷病人的病史、发病经过和症状、体征,全面综合分析,才能做出正确的诊断。

①了解发病时间及经过:突然发病见于急性脑血管病、脑外伤、急性药物中毒;逐渐发生要考虑脑肿瘤;阵发性昏迷需考虑肝昏迷等。

②首发症状:起病有剧烈头痛者以出血性脑血管病尤以蛛网膜下腔出血较为多见;病初有发热应考虑颅内或全身感染的可能。

③呼吸:呼吸深且快常见于代谢性酸中毒;浅而慢常见于颅内压增高或碱中毒;呼吸过慢或叹息样呼吸则提示肺脏功能的异常或肝衰竭。

④皮肤:一氧化碳中毒皮肤呈樱桃红色;皮肤潮红见于感染性疾病及酒精中毒;皮肤苍白见于休克;皮肤黄染见于肝胆疾病;皮肤瘀点或者瘀斑可见于流行性脑膜炎、败血症、血液病等。

⑤气味:呼气有烂苹果味见于糖尿病酮症酸中毒;呼气有氨味可能为肝昏迷;呼气有尿臭者要考虑尿毒症的可能;呼气有大蒜味可能为有机磷农药中毒。

⑥瞳孔：吸毒过量、安定中毒等瞳孔缩小，有机磷中毒时瞳孔亦缩小。

（4）急救处置

在列车上发生昏迷的病人，当务之急是积极采取措施，挽救生命。具体措施有：上报列车长、车厢内寻找医生、联系最近车站进行联合救援。

①减轻脑水肿：常用20%甘露醇125～250 mL快速静脉滴注，每6 h一次。

②病因治疗：药物中毒患者应立即洗胃、输液、促进毒物排出，同时使用特效解毒药；CO中毒时立即将病人搬离现场，给病人吸氧；低血糖昏迷者即刻静脉推注高渗葡萄糖液，几分钟后可清醒；病人处于癫痫持续状态时，立即给予安定10～20 mg稀释后缓慢静脉注射，或苯巴比妥0.1～0.3 g肌肉注射。

③当发现病人呼吸与心跳停止，必须立即进行胸外按压和人工呼吸。如列车上有条件，在进行徒手心肺复苏术时，可在医生的指导下进行电除颤和药物复苏。常用的强心药为肾上腺素（1 mg）及阿托品（1～2 mg），采用静脉注射，亦可用异丙肾上腺素（15～20 μg/min）静脉滴注；常用的呼吸兴奋剂为尼可刹米（0.375 g）和洛贝林（10 mg），可采用肌注或静脉滴注。

④加强护理，避免碰伤，有条件时给予病人氧气吸入，注意保暖。保持呼吸道通畅，及时联系就近医院送往救治。

2. 晕厥

（1）定义

晕厥又称昏厥、虚脱、昏倒，是一过性脑缺血、缺氧引起的短暂的意识不清。在脑供血恢复后，立刻就会苏醒。晕厥有一定的发病率，在年轻人中也可能出现。由于发作多呈间断性，存在多种潜在病因，同时缺乏统一的诊疗标准，因此部分晕厥病例不易诊断。大多数晕厥呈自限性，为良性过程。

晕厥与休克、昏迷的鉴别：

①昏迷者意识丧失较持久且不易恢复。

②晕厥与休克的界限不易划分，不同点是：晕厥有短暂的意识障碍，循环衰竭的时间短、程度较轻，且易于恢复；而休克早期无意识障碍，周围循环衰竭征象较明显而持久。

（2）病因

根据病因和发病机制的不同，晕厥可分为四类。

①反射性晕厥。包括血管迷走性晕厥（单纯性晕厥）、直立低血压性晕厥、排尿性晕厥、吞咽性晕厥、咳嗽性晕厥等。血管迷走性晕厥最常见，可发于所有年龄，情感刺激、疼痛、恐惧、见血、疲劳、失血等可为诱因，通常发生于长时间站立时。

②心源性晕厥。发生迅速，无任何预感，与直立体位无关，往往因运动诱发，患者往往患有各种心脏疾病。

③脑源性晕厥。一般由严重的脑部疾病所引起。

④其他晕厥。如哭泣性晕厥（情感反应）、过度换气综合征、低血糖性晕厥和严重贫血性晕厥等。

（3）临床特点

晕厥发作突然，持续时间短，典型的晕厥发作历程可分为三期。

①发作前期。前驱症状通常持续10 s至1 min，表现为头晕、眼花、恶心、面色苍白、出冷汗和心动过速等。

②发作期。患者感觉眼前发黑,意识丧失而跌倒,伴面色苍白、大汗、血压下降、脉细弱和瞳孔散大,心动过速变为心动过缓,可发生尿失禁。

③恢复期。患者平卧数秒至数分钟后意识恢复,可遗留紧张、头晕、头疼、恶心、面色苍白、出汗、无力等症状。休息数分钟或数十分钟缓解,不留任何后遗症。

(4)急救与处置

晕厥是临床常见的综合征,具有致残甚至致死的危险,因此对晕厥病人不可忽视,应及时救治。

①使患者平卧、双腿抬高。如果发现某人面色苍白并开始摇晃,为了防止昏倒,应立即让其坐下,两腿分开,头低在两膝之间;或让其平躺下,垫高双腿。当患者已昏倒在地时,让患者平卧,头部略低,抬高下肢,解开衣领、腰带。

②移患者于空气流通处,使之获得新鲜空气。若患者呼吸有困难且条件允许,可给予输氧;如呼吸停止,可进行人工呼吸。

③针刺或用手掐有效穴位,如人中、合谷等,以促其苏醒。

④患者清醒且具备吞咽功能后可给予患者热茶、热咖啡,擦涂清凉油、风油精等方式也有一定疗效。

⑤患者清醒后,如有条件应送医院做进一步检查,以明确是否有心脏病、颈椎病、脑血管病等,以便针对病因治疗。

3. 心搏骤停

(1)定义

心搏骤停是指各种原因引起的、在未能预计的时间内心脏突然停止搏动的现象,从而导致有效心泵功能和有效循环突然中止,引起全身组织严重缺血、缺氧和代谢障碍,如不及时抢救可危及生命。心搏骤停不同于任何慢性病终末期的心脏停搏,若及时采取正确有效的复苏措施,病人有恢复的可能。心搏骤停是心源性猝死的直接原因。心源性猝死是指急性症状发作后 1 h 内发生的以意识骤然丧失为特征的、由心脏原因引起的自然死亡。无论患者是否有心脏病,死亡的时间和形式不能预料。

(2)病因

①心源性骤停。因心脏本身的病变所致,如心肌梗死、心肌病、心脏瓣膜病、先天性心脏病等。

②非心源性骤停。如气管异物、溺水和窒息引起的呼吸道阻塞,药物中毒和过敏反应,电击或雷击等。

(3)临床表现

绝大多数病人无先兆症状,常突然发病。心搏骤停的主要临床表现为意识突然丧失,心音及大动脉搏动消失,呼吸断续及停止,伴有面色苍白或发绀,瞳孔散大。心搏骤停发生后,大部分患者将在 4~6 min 内开始发生不可逆的脑损害,随后经数分钟过渡到生物学死亡。

心搏骤停的识别一般并不困难,最可靠且出现较早的临床征象是意识突然丧失和大动脉搏动消失。通常的识别方法为一边拍喊病人以判断意识或反应是否存在,一边用另一手食指和中指摸其双侧颈动脉以了解有无搏动,如果二者均不存在,就可以确诊为心搏骤停,并应立即实施初步急救。

(4)急救处置

对于心搏骤停的病人,在诊断确立后,迅速采取有效果断措施,立即实施心肺复苏术。其主要措施包括人工胸外按压、开放气道和人工呼吸、使用 AED 体外除颤仪。如列车上有条件,在进行徒手心肺复苏时,可在医生的指导下进行电除颤和药物治疗。常用药物为肾上腺素(1 mg)及阿托品(1~2 mg),采用静脉注射,亦可用异丙肾上腺素(15~20 μg/min)静脉滴注。心肺复苏初步成功后,应立即送医院进行复苏后处理。

4. 心绞痛

(1)定义

心绞痛是指冠状动脉急性供血不足引起心肌暂时性缺血、缺氧所诱发的发作性胸痛。心绞痛绝大部分为冠状动脉粥样硬化所致的冠状动脉某主支管腔狭窄横断面积达 75% 以上,致使病人运动时心肌供氧不足,或由于某些原因引起交感神经过度兴奋,导致冠状动脉痉挛,从而引起心肌缺血。

(2)心绞痛的辨识

心绞痛大多发生于 40 岁以上的中老年人,男性发病率明显高于女性。其临床主要表现为间断性可缓解的发作性胸痛,这种疼痛具有以下鲜明的特征。

①疼痛部位:典型病人表现为胸骨后疼痛,位于胸骨体的上段或中段,部分病人可波及或表现在心前区,范围约手掌大小,可放射至左肩、左上肢、颈或背部,亦可沿左上肢达小指与无名指。

②疼痛性质:典型病人表现为胸骨后的压榨性、窒息性、紧缩性疼痛,疼痛开始症状轻微,随后迅速加剧,常常迫使病人不自觉地停止原来正在进行的活动。非典型病人可表现为持续性闷痛,伴有气短。

③疼痛发作时间:典型病人大多数发作时间短暂,症状出现持续 3~5 min 消失,除自发性心绞痛外,一般很少超过 15 min。

④发作频率:轻者可几天或几周发作一次,甚至几个月内不发病,重者可一天发作几次或十几次。

⑤缓解方法:典型病人大多休息后或舌下含服硝酸甘油后 1~5 min 内可缓解。

⑥诱发因素:典型病人较常见的诱因有体力劳动或运动、情绪激动、紧张、寒冷、饱餐、饮酒、过度吸烟等,某些特殊因素还包括血压过高或过低、其他部位的疼痛及创伤、糖尿病患者发生低血糖等。

本病须与心血管神经症鉴别:心血管神经症的疼痛多为瞬间的刺痛或长时间持续(数小时)的隐痛,疼痛部位多位于左前胸,有时出现气闷、呼吸不畅的现象,常吸长气,作叹息样呼吸。症状也并非在劳累或兴奋时出现,而是在其后发生。心血管神经症发作时,舌下含硝酸甘油无效,常伴有心悸、疲乏和其他神经官能症状。

(3)急救处置

①休息。发作时立即休息,停止正在进行的活动和一切诱发因素,一般患者在停止活动后症状可消除。

②吸氧。列车上有条件时应给病人进行氧疗。

③舌下含服药物。硝酸甘油(处方药,需在医师指导下使用)为最常用而有效的药物,舌下含服 0.3~0.6 mg,病情多在 3 min 内见效,约半小时后作用消失。也可含服硝酸异山梨酯 5~10 mg,2~5 min 内见效,作用维持 2~3 h。此外也可含服中成药速效救心丸。

④对经处理效果不佳者,应注意急性心肌梗死的可能,及时送医院诊治。

5. 心肌梗死

(1)定义

心肌梗死即心肌缺血性坏死,是在冠状动脉病变的基础上,发生冠状动脉血供急剧减少或中断,从而使相应的心肌严重而持久地急性缺血导致坏死。绝大多数心肌梗死是由于不稳定的冠状动脉粥样斑块破溃,继而出血造成管腔内血栓形成,从而使管腔闭塞。临床上表现为有剧烈而持久的胸骨后疼痛、发热、血清心肌酶谱增高及特征性心电图变化,可发生心律失常、休克或心力衰竭,属冠心病的严重类型。

(2)诱发因素

过度疲劳,激动、紧张、愤怒等急剧的情绪变化,暴饮暴食、寒冷刺激,血压剧升或用力大便时,休克、脱水、出血、外科手术等。

(3)临床表现

①先兆:多数患者在发病前数日有乏力、胸部不适等现象,活动时出现心悸、气急、烦躁、心绞痛等前驱症状。

②疼痛:急性疼痛常为最早发生和最突出的症状,其性质、位置及放射区均与心绞痛相似,但更为剧烈而持久,范围亦较广,并多伴有冷汗、烦躁不安、恐惧或有濒死感等症状。疼痛常持续 30 min 以上或数小时,甚至 1~2 d 以上。常在休息时发生,含服硝酸甘油多数无效。也有少数病人无疼痛,发作初期即表现为休克或心力衰竭。

③全身症状:有发热、心动过速等症状,一般在疼痛发生后 24~48 h 出现;体温维持在 38 ℃ 左右,很少超过 39 ℃,持续约一周。

④胃肠道症状:疼痛剧烈时常伴有频繁的恶心、呕吐及上腹胀痛等表现,易被误诊为急性胃肠炎。

⑤低血压和休克:患者面色苍白、焦虑不安、全身乏力、皮肤湿冷、大汗淋漓、脉搏细而快、血压下降,甚至昏厥和休克。这些情况的出现可使心肌缺血加重,严重的休克可在数小时内引起死亡。

⑥心力衰竭:主要为急性左心衰竭,表现为呼吸困难、咳嗽、发绀、烦躁等症状,严重者可发生急性肺水肿。

⑦心律失常:可出现各种心律失常。其中室颤是急性心肌梗死早期特别是入院前的主要死因。

(4)急救处置

①令病人保持绝对安静卧床休息,避免活动,不要随便搬动病人。

②给病人吸氧以改善心肌供氧,严密观察血压、呼吸和脉搏变化。除颤仪应随时处于备用状态。建立静脉通道,保持给药途径畅通。

③无禁忌让者嚼服肠溶阿司匹林 150~300 mg。

④解除疼痛。哌替啶 50~100 mg 肌肉注射或吗啡 5~10 mg 皮下注射,必要时 1~2 h 后再注射一次,之后每 4~6 h 可重复注射,注意副作用导致的呼吸功能的抑制。

⑤改善心肌供血。采用硝酸甘油 0.3 mg 或硝酸异山梨酯 5~10 mg 舌下含服(硝酸甘油和硝酸异山梨酯为处方药,需在医师指导下使用)。

⑥心肌梗死病情发生急,进展快,病情凶险,并发症多,可导致猝死。因此,一旦确诊或疑似该症状,应及早送医院治疗。

6. 呼吸困难

(1)定义

正常成人呼吸频率为 16～20 次/min,大于 24 次/min 称呼吸增快,小于 12 次/min 称呼吸减慢。呼吸困难是指患者主观上感觉空气不足、呼吸费力,客观上表现为用力呼吸,严重时出现鼻翼扇动、张口呼吸、发绀、呼吸辅助肌参与呼吸运动,可伴有呼吸频率、节律和深度的改变。患者的精神状况、生活环境、文化水平、心理因素及疾病性质等对其呼吸困难的描述具有一定的影响。

呼吸困难主要依靠患者的自我描述进行判定。呼吸困难表述的常用词语有"胸闷""喘息""气短""气促""气急""憋气""气不够用""胸部紧缩感""呼吸压迫感""窒息感"等。患者讲述呼吸困难为劳力性,常提示有心肺疾病,最常见于心功能不全、支气管哮喘、慢性阻塞性肺疾病和影响呼吸肌肉的疾病,常因限制患者活动而表现得非常明显。

(2)病因

诱发呼吸困难的病因众多,常分为五大类,其中主要由呼吸系统和循环系统疾病引起。

①呼吸系统疾病。

a. 呼吸道阻塞性疾病。如喉、气管、支气管的炎症、水肿、肿瘤或异物所致的狭窄、阻塞或支气管哮喘、慢性阻塞性肺疾病等。

b. 肺部疾病。如肺炎、肺脓肿、肺结核、肺不张、肺淤血、肺水肿、肺间质疾病、细支气管肺泡癌等。

c. 胸壁、胸廓、胸膜疾病。如胸壁炎症、气胸、胸腔积液、严重胸廓畸形、广泛性胸膜粘连、结核、外伤等。

d. 神经肌肉疾病。如急性多发性神经根炎、重症肌无力累及呼吸肌、脊髓灰质炎病变累及颈髓、药物导致呼吸肌麻痹等。

e. 膈运动障碍。如膈肌麻痹、腹腔大量积液、腹腔巨大肿瘤、胃扩张、妊娠末期等。

②循环系统疾病。常见于心力衰竭、心包压塞、肺栓塞、原发性肺动脉高压等。

③中毒性疾病。如糖尿病酮症酸中毒、吗啡类药物中毒、有机磷农药中毒、一氧化碳中毒、氰化物中毒等。

④神经精神性疾病。如脑出血、脑外伤、脑肿瘤、脑炎、脑膜炎、脑脓肿等颅脑疾病和癔症等精神因素所致呼吸困难。

⑤血液疾病。如重度贫血、高铁血红蛋白血症、硫化血红蛋白血症等。

(3)临床表现

通常按病因不同,将呼吸困难分为五类。

①肺源性呼吸困难是指由呼吸系统疾病引起的呼吸困难,常分为三种类型:

a. 吸气性呼吸困难。主要表现为吸气显著费力,严重者吸气时出现"三凹征"(即胸骨上窝、锁骨上窝、肋间隙明显凹陷),此时可伴有干咳和高调吸气性哮鸣音。常由喉、气管、支气管的狭窄与阻塞所致。

b. 呼气性呼吸困难。主要表现为呼气显著费力、呼气缓慢且时间延长,常伴有呼气性哮鸣音。多见于喘息型慢性支气管炎、慢性阻塞性肺气肿、支气管哮喘、弥漫性细支气管炎等。

c. 混合性呼吸困难。主要特点是吸气、呼气均感呼吸费力、呼吸频率加快、呼吸深度变浅,可伴有呼吸音异常或病理性呼吸音。常见于重症肺炎、重症肺结核、大面积肺栓塞、弥漫性肺间质疾病、大量胸腔积液、气胸、广泛性胸膜增厚等。

②心源性呼吸困难是指由心血管疾病引起的呼吸困难,由左心衰竭、右心衰竭和全心衰竭引起,尤其是左心衰竭更严重而常见。其早期表现为活动时发生或加重,休息时消失或缓解。平卧时发生或加重,坐位时减轻或缓解。因此病人常采取端坐位或半卧位呼吸。急性左心功能不全时可发生夜间阵发性呼吸困难(又称为心源性哮喘),表现为夜间睡眠中突然胸闷气紧,病人被迫坐起,惊恐不安,轻者数分钟至数十分钟后逐渐减轻、消失,重者呈端坐呼吸、大汗淋漓、面色发绀、咳吐粉红色浆液泡沫痰,双肺有哮鸣音,两肺底有较多湿啰音,部分可闻及奔马律。

③中毒性呼吸困难是指由内源性中毒或外源性中毒所引起的呼吸困难。

a. 内源性中毒。如代谢性酸中毒、糖尿病酮症酸中毒、尿毒症等。其主要特点是有引起酸中毒的基本病因,呼吸深长而规则,可伴鼾声。

b. 外源性中毒。如各种药物中毒(如吗啡类药物中毒、巴比妥类毒、有机磷农药中毒)和化学毒物中毒(如一氧化碳中毒、氰化物中毒等)。以药物中毒多见,常有中毒史可查,表现为呼吸浅慢且常有节律异常,如潮式呼吸或间停呼吸。

④神经精神性呼吸困难是由中枢性病变引起的呼吸困难。其中神经性呼吸困难常见于重症颅脑疾病,是由颅内高压和脑供血减少导致,表现为呼吸深而慢,常有呼吸节律异常。而癔症引起的精神性呼吸困难主要表现为呼吸浅快(可达 60~100 次/min),常伴叹气样呼吸或手足搐搦。

⑤血源性呼吸困难是由血液疾病(如重度贫血、肠原性发绀等)所引起的呼吸困难。由于红细胞携氧量减少,血氧含量降低,故以呼吸浅快为主要特点。

(4)呼吸困难的病因辨识

呼吸困难的伴随症状和体征有助于病因的鉴别诊断。

①急性呼吸困难伴一侧胸痛见于肺炎、急性渗出性胸膜炎、自发性气胸、肺胸膜癌肿,还应注意是否为肺栓塞、急性心肌梗死等。

②呼吸困难伴发热见于肺炎、肺脓肿、胸膜炎、严重感染等。

③发作性呼吸困难伴哮鸣音见于支气管哮喘、心源性哮喘。

④呼吸困难伴咳嗽、咳痰如咳脓痰见于慢性支气管炎、肺脓肿,咳大量粉红色泡沫样痰见于左心衰竭,咳铁锈色痰见于大叶性肺炎,咳果酱色痰提示卫氏并殖吸虫病。

⑤呼吸困难伴昏迷提示脑出血、脑膜炎、休克型肺炎、肺性脑病、尿毒症、急性中毒等。

(5)急救处置

呼吸困难的处理分为一般性处理、紧急处理和对症处理、病因处理或特殊处理等。由于引起呼吸困难的病因不同,很难有适用于所有呼吸困难的共同的处理模式。对任何原因引起的呼吸困难,最根本的处理措施都为针对患者原发病的治疗,即病因治疗。

急性呼吸困难者中,症状紧急、生命体征不平稳时,应立即监测生命体征、建立静脉输液通路并予以吸氧,同时针对可能病因进行初步治疗后送医院进一步诊治;对症状紧急、生命体征尚平稳者,需立即给予生命体征监测,同时针对可能病因进行初步治疗,初步治疗后如患者症状或生命体征恶化,应建立静脉输液通路并予以吸氧,同时送医院治疗;对症状缓和、生命体征平稳者,详细采集病史,进行体检,采用药物治疗与调整,如患者症状或生命体征恶化,则应送医院诊治。

7. 休克

（1）定义

休克是由各种致病因素作用引起有效循环血容量急剧减少,导致器官和组织微循环灌注不足,致使组织缺氧、细胞代谢紊乱和器官功能受损的综合征。血压降低是休克最常见、最重要的临床特征。

（2）病因

①低血容量性休克是大量失血或体液丢失而引起有效循环血容量减少所致,也是急诊常见的休克类型。当总血容量突然减少 30%～40% 时,可导致静脉压下降,回心血量减少,心排血量下降。如果超过总血量的 50%,会很快发生心跳呼吸骤停。

由于血容量的骤然减少,回心血量不足,导致心排血量和动脉血压降低,外周阻力增高。常见病因包括:

a. 大量失血。常见于以下情况:外伤,如肝脾破裂;消化道大出血,如消化性溃疡出血、食管曲张静脉破裂;妇产科疾病,如异位妊娠破裂;动脉瘤破裂等。此类休克称为失血性休克。

b. 中暑、严重吐泻、肠梗阻引起大量水盐丢失。

c. 大面积烧伤烫伤、化学烧伤。

e. 骨折、挤压伤、大手术等,又称为创伤性休克。

②血管扩张性休克。由于血管扩张导致血管内容量不足,患者的循环血容量表现为正常或增加,但心脏充盈和组织灌注不足。

常见病因包括:

a. 感染性休克。这是临床上最常见的休克类型之一,以革兰氏阴性杆菌感染最常见。根据血流动力学的特点又分为低动力休克(冷休克)和高动力性休克(暖休克)两型。

b. 过敏性休克。这已致敏的机体再次接触到抗原物质时,可发生强烈的变态反应,使容量血管扩张、毛细血管通透性增加并出现弥散性非纤维蛋白血栓,从而导致血压下降、组织灌注不良,可使多脏器受累。

c. 神经源性休克。交感神经系统急性损伤或被药物阻滞可引起神经所支配的小动脉扩张,血容量增加,引起相对血容量不足和血压下降。这类休克预后良好,常可自愈。

③心源性休克。心源性休克指心脏泵功能受损或心脏血流排出道受损引起的心排出量快速下降而代偿性血管快速收缩不足所致的有效循环血量不足、低灌注和低血压状态。心源性休克包括心脏本身病变、心脏压迫或梗阻引起的休克。

（3）临床表现

①休克早期:在原发症状体征为主的情况下出现轻度兴奋征象,如意识尚清,但烦躁焦虑,精神紧张,面色、皮肤苍白,口唇甲床轻度发绀,心率加快,呼吸频率增加,出冷汗,脉搏细速,血压可骤降,也可略降,甚至正常或稍高,脉压缩小,尿量减少。

②休克中期:患者烦躁,意识不清,皮肤湿冷发花,呼吸表浅,四肢温度下降,心音低钝,脉搏细而弱,血压进行性降低,可低于 50 mmHg(1 kPa＝7.6 mmHg,下同)或测不到,脉压小于 20 mmHg,尿少或无尿。

③休克晚期:表现为弥散性血管内凝血(DIC)和多器官功能衰竭,具体情况分别如下:

a. 弥散性血管内凝血(DIC):表现为顽固性低血压,皮肤发绀或广泛出血,甲床微循环淤血,血管活性药物疗效不佳,常与器官衰竭并存。

b. 急性呼吸功能衰竭：表现为吸氧难以纠正的进行性呼吸困难，进行性低氧血症。呼吸促，发绀，肺水肿和肺顺应性降低。

c. 急性心功能衰竭：表现为呼吸急促，发绀，心率加快，心音低钝，可有奔马律、心律不齐。如出现心律缓慢，面色灰暗，肢端发凉，也属心功能衰竭征象。心功能衰竭患者中心静脉压及脉肺动脉楔压升高，严重者可有肺水肿表现。

d. 急性肾功能衰竭：表现为少尿或无尿、氮质血症、高血钾等水电解质和酸碱平衡紊乱。

e. 其他：患者的意识障碍程度可反映脑供血情况；肝衰竭可出现黄疸，血胆红素增加，但由于肝脏具有强大的代偿功能，肝性脑病发病率并不高；胃肠道功能紊乱常表现为腹痛、消化不良、呕血和黑便等。

(4)休克的早期识别

有典型临床表现时，休克的诊断并不难，重要的是能早期识别、及时发现并处理。当患者有交感神经兴奋征象时，即应考虑休克的可能。早期症状诊断包括：

①血压升高而脉压减少。

②心率增快。

③口渴。

④皮肤潮湿、黏膜发白、肢端发凉。

⑤皮肤静脉萎陷。

⑥尿量减少(25～30 mL/h)。

(5)各类休克的急救处置

休克是临床上常见的紧急情况，应该抓紧时间进行救治。在休克早期即进行有效的干预，控制引起休克的原发病因，能够遏止病情发展，有助于改善患者的预后。

通常取平卧位，必要时将患者头和躯干抬高 20°～30°、下肢抬高 15°～20°，以利于呼吸和下肢静脉回流，同时保证脑灌注压力；保持患者呼吸道通畅，可用鼻导管法或面罩法吸氧，必要时建立人工气道，使用呼吸机辅助通气；令患者维持比较正常的体温，低体温时注意保温，高温时尽量降温；及早建立静脉通路，并用药物维持血压。尽量保持患者安静，避免人为搬动，可用小剂量镇痛、镇静药，但要防止呼吸和循环抑制。

针对不同病因导致的休克，应采取相对应的急救处置方式，具体如下：

①低血容量性休克。原则是快速补充血容量，同时积极处理原发伤病，控制出血和体液丢失。先建立快速通畅的静脉通路，补充血容量的同时尽快止血。采用监测中心静脉压的方式来客观地评价液体复苏治疗的效果及安全性。

②心源性休克。取半卧位，保持呼吸道通畅，予以患者吸氧。建立静脉通路，给予镇静、抗心律失常、应用血管活性药、限制补液量、对症支持治疗，必要时可考虑应用心脏机械辅助循环装置，包括主动脉内球囊反搏(LABP)等。

③感染性休克。采用初始经验性治疗控制感染，并清除感染源。积极实施液体复苏，使患者在最初 6 h 内能达到以下标准：a. 中心静脉压(CVP)达到 8～12 mmHg；b. 平均动脉压≥65 mmHg；c. 尿量≥0.5 mL/(kg·h)；d. 中心静脉或混合静脉氧饱和度≥70%。同时应用血管活性药物，必要时应用正性肌力药物以及输血治疗，并根据病情使用激素治疗。

④过敏性休克。凡药物过敏性休克患者，必须立即停药，检测血压，检查脉搏，观察呼吸，

保持呼吸道通畅，予以吸氧。一般注射肾上腺素、糖皮质激素、升压药、脱敏药等后，休克常能得到及时的恢复。若患者心跳呼吸停止，应立即进行心肺复苏。

⑤神经源性休克。祛除病因剧痛可给予吗啡、盐酸哌替啶等，及时停用致休克药物（如巴比妥类、神经节阻滞降压药等）。吸氧并立即给予肾上腺素 0.5～1 mg 静脉注射，必要时按照该剂量重复注射。应用右旋糖酐补充有效血容量。

 任务训练——旅客急病现场应急处置

一、实训设计

（一）实训目的和要求

1. 能够在特殊旅客突发疾病时进行早期识别。

2. 掌握常见急病的急救处置程序。

（二）实训内容

列车上旅客发生急病的现场应急处置模拟演练。

二、实训步骤

（一）实训前准备

1. 立即报告

某日，G××次列车运行在××站至××站间，3～4 车旅客找到×××乘务员，说腰部疼痛难忍。

3～4 车乘务员："列车长，3 车有名旅客腰部疼痛难忍。"

列车长："收到，G××乘警。3 车有名旅客突发急病，腰部疼痛难忍，随我一同到达现场。"

乘警："收到。"

2. 调查取证

列车长对讲机通知列车员："5～6 车列车员立即将红十字救护药箱拿到 3 车，3～4 车列车员广播寻找医务工作者。"

3～4 车列车员广播："女士们、先生们，本次列车有人患病，请医务工作者到 3 号车厢与列车工作人员联系，我代表患病旅客，向您表示感谢。"

列车长掌握急病旅客基本情况，使用移动终端进行录像取证。

医务工作者与列车红十字救护员共同对旅客实施救治。

列车长："3～4 车列车员，维护好车厢秩序，确保救治现场空气畅通。"

3～4 车列车员："明白。"

经医务工作者与红十字救护员救治，旅客病情未好转。

3. 妥善处理

列车长询问旅客是否需要前方停车站 120 救护车救治，旅客同意。

列车长通知××站："G××次 3 车一名旅客突发急病，腰部疼痛难忍，需要派 120 救护车进行救治,旅客无同行人,请在 3～4 车连接处 3 车车门办理交接。"

××站:"收到。"

列车长向高速铁路客服调度、段管控中心报告:"我是 G××次列车长,3 车一名旅客突发急病,腰部疼痛难忍,经医务工作者与红十字救护员救治,旅客病情未好转,已通知××站派 120 救护车进行救治,旅客无同行人。"

高速铁路客服调度(段管控中心):"办理好交接工作,随时观察旅客病情。"

列车长:"收到。"

列车到达××站后与车站值班员在客运记录上确认签字。

4. 反馈信息

列车长办理完交接开车后,列车长向高速铁路客服调度、段管控中心报告:"我是 G××次列车长,3 车一名突发急病旅客,与××站办理交接后,120 救护车接走进行救治,列车正点开车,列车秩序良好。"

了解旅客后续病情后,向段管控中心报告。

(二)实训

根据实际实训设计列车上旅客发生急病(不同旅客、不同急病)的现场应急处置脚本,并分组进行模拟演练。

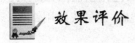 效果评价

旅客急病现场应急处置训练评分表

姓　名		地　　点		时　　间	
实训项目	实训考查要点	分值	小组评分	教师评分	最终得分
旅客急病现场应急处置	脚本撰写	40			
	模拟演练	40			
	注意事项	20			
合　　计		100			

典型工作任务二　外伤的处理

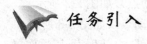 任务引入

××年 8 月××日,在铁路×××次列车运行途中,两位儿童在车厢嬉戏打闹,其中一位儿童手扶厕所门框,被一位上厕所旅客关闭厕所门时无意间挤伤,儿童手被挤破流血,大哭不止。

请思考:

1. 列车工作人员遇到这种情况时应该如何处理?

2. 常用的止血方法和骨折固定方法有哪些?

3. 在外伤出血与骨折应急处置中有哪些注意事项？

 知识准备

外伤患者一般多伴有软组织的开放或闭合性损伤，同时可能伴有骨折及内脏损伤，伤情多比较危重、复杂，其处理是否及时和正确，直接关系到伤员的生命安全和功能的恢复。因此，必须十分重视外伤的处理，尤其是早期急救处理。在遇到伤情复杂及批量伤员急救时，应分清轻、重、急、缓，遵循急救的整体原则：以抢救生命为第一，以恢复功能为第二，以最大限度保存组织结构的完整性为第三，并做到快抢、快救、快转运，以保证优先抢救危及生命的伤情，为转送和后续确定性治疗创造条件。优先急救的急症包括心跳、呼吸骤停，窒息、大出血、张力性气胸和休克等。有些伤情必须在现场进行急救处理。及时而正确的院前救治和急诊室（车）抢救，能挽救不少危重伤员的生命。常用的急救技术主要有止血、包扎、固定、搬运等。

一、止血

出血是外伤后最常见的并发症之一，大出血可使病员迅速陷入休克，甚至死亡。因此，掌握有效的止血技术是创伤急救的一项重要内容。正确判断出血的性质有助于出血的处理。动脉出血呈鲜红色，速度快，呈间歇性喷射状；静脉出血多为暗红色，持续涌出；毛细血管损伤多为渗血，呈鲜红色，自伤口缓慢流出。毛细血管和静脉出血一般采用加压包扎止血法；如为大血管或动脉性出血，在现场急救时可先采用指压法，必要时采用止血带止血，并尽快改用钳夹、结扎、血管修补或移植等方法处理。

（一）用物

止血可用的材料很多。在现场急救时，应就地取材，选择当时当地最清洁的布类、绷带、布带代替，有条件的尽可能采用消毒敷料、绷带及充气或橡皮止血带，但不可用绳索、电线或铁丝等物替代。止血钳等专用止血器械是最可靠的止血方法，但应避免盲目钳夹，以免影响后续处理。

（二）止血方法

1. 指压法

用手指、手掌或拳头压迫动脉经过骨骼表面部位的近心端，阻断血液流通，达到止血的目的。指压法止血主要适用于中等或较大的动脉出血。这种方法是一种现场应急措施，因四肢动脉有侧支循环，故其效果有限，且难以持久。因此，应根据情况适时改用其他止血方法。

（1）颅顶部出血：压迫同侧颞浅动脉止血（耳屏前方颧弓根部的搏动点），如图 2-2 所示。

（2）颜面部出血：压迫同侧面动脉止血（下颌骨下缘、咬肌前缘的搏动点），如图 2-3 所示。

若伤口在面颊及唇部，可将拇指伸入口腔内，其余四指紧贴面颊外部，内外用力，压迫伤口下缘的动脉而止血。

（3）颈部、面深部、头皮部出血：可用拇指或其他四指压迫同侧颈总动脉，即气管外侧与胸锁乳突肌前缘中点之间的强搏动点，用力向后压至第六颈椎横突上，达到止血目的。因颈总动脉分出的颈内动脉为颅内的重要供血动脉，所以对颈总动脉的压迫止血应取慎重态度，并绝对禁止同时压迫双侧颈总动脉（图 2-4）。

（4）头后部出血：可用拇指压迫同侧的枕动脉止血，即耳后乳突下稍向后的搏动点。

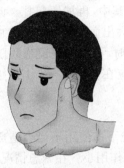

图 2-2 颞浅动脉指压法

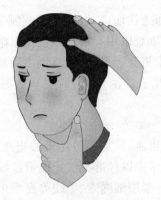
图 2-3 面动脉指压法

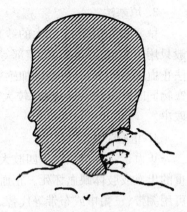
图 2-4 颈总动脉指压法

（5）肩部、腋下及上臂出血：可压迫同侧的锁骨下动脉止血，即锁骨上窝中部的搏动点，将动脉压向第一肋骨。

（6）前臂出血：可压迫肱动脉止血，即肱二头肌内侧沟中部的搏动点，将动脉压向肱骨（图 2-5）。

（7）手掌、手背出血：可压迫尺、桡动脉止血，即手腕横纹稍上处的内外搏动点，分别压向尺、桡骨（图 2-6）。

（8）大腿部出血：大腿及其以下动脉出血，可通过压迫股动脉止血，即大腿根部腹股沟中点下方 2～3 cm 的搏动点处，用双手拇指重叠压向股骨。

（9）足部出血：可通过压迫胫前及胫后动脉止血，即在足背中部近脚腕处的搏动点（胫前动脉）和足跟与内踝之间的搏动点（胫后动脉）处，以双手食指或拇指将动脉压向骨骼（图 2-7）。

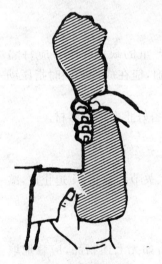
图 2-5 肱动脉指压法

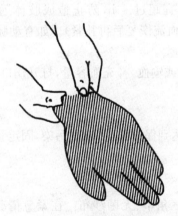
图 2-6 尺、桡动脉指压法

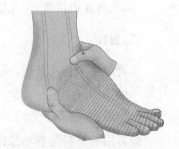
图 2-7 胫前、胫后动脉指压法

2. 加压包扎法

加压包扎法最为常用，一般小动脉、中小静脉或毛细血管损伤出血均可使用此种止血法。方法是先将无菌纱布或敷料填塞或置于伤口内，外加纱布垫或敷料，再以绷带或三角巾加压包扎，其松紧度以能达到止血目的为宜。必要时，可用手掌置于纱布外均匀加压，一般 20 min 后即可止血。包扎的压力要均匀，范围应够大。包扎后将伤肢抬高，以利于静脉血回流和减少出血。

3. 填塞法

填塞法先用 1～2 层大的纱布盖住伤口,以纱布条或绷带充填其中,再加压包扎。此法一般只用于大腿根部、腋窝、肩部等处难以用一般加压包扎止血的较大出血以及肌肉等渗血。此法止血不够彻底,且可能增加感染机会。另外,在清创去除填塞物时,可能由于凝血块随同填塞物同时被取出,又可出现较大出血。清创时,所填塞敷料一般应在术后 5～7 d 开始缓慢取出。

4. 止血带法

止血带法一般只用于四肢大出血,且加压包扎无法止血的情况下。使用不当会造成更严重的出血或肢体缺血坏死。止血带中以局部充气止血带最好,其副作用小。在紧急情况下,也可用绷带、三角巾或布带等代替。禁用细绳索、电线等充当止血带。止血带的位置应靠近伤口的近心端。止血带下应加以衬垫,以增加接触面积,以免造成神经损伤。

(1)充气止血带止血法:将伤肢抬高,在伤口的上方缠以纱布绷带,然后捆上止血带,在其上面再绑紧纱布绷带后开始充气。压力应维持在 24～27 kPa(180～200 mmHg),若过低,只阻断了静脉血的回流,反而增加肢体的充血及出血量。

(2)其他:在现场没有条件,可用绷带、三角巾或者布料(叠成带状)。第一道环绕为衬垫,第二道压在其上方,并适当勒紧即可。

(三)注意事项

(1)上止血带部位要准确,应扎在伤口的近心端,并尽量靠近伤口。前臂和小腿不适宜扎止血带,因有两根骨骼,动脉常行走于其间,所以止血效果差。上臂扎止血带时,不可扎在中下 1/3 处,以防损伤桡神经。

(2)上止血带压力要适当,以能止住出血为度。

(3)上止血带的伤员必须有显著标志,注明开始时间,优先护送。

(4)使用止血带止血时间不宜超过 4 h,防止造成肢体远端严重的缺血坏死。应每隔 0.5～1 h 放松 1～2 min(一般待血流恢复后再扎紧)。如有动脉出血,应在放松的同时指压动脉止血。

(5)松解止血带前,应先输液或输血,补充血容量,打开伤口,准备好止血用的器材。

二、包扎

正确的使用包扎方法,可以达到保护伤口,减少污染,固定骨折、关节和敷料,压迫止血,减轻疼痛的作用。

(一)用物

最常用的材料是卷轴绷带、三角巾、无菌纱布。在紧急情况下,如无上述物品,应就地取材,取当时当地最清洁的毛巾、衣服、被单、手帕等代替。

(二)包扎方法

1. 卷轴绷带基本包扎法

根据包扎部位的不同形状而采用合适的方法。

(1)环形包扎法:是绷带包扎中最基本、最常用的方法。将绷带做环形的重叠缠绕,下周将上周绷带完全遮盖[图 2-8(a)],最后用胶布将带尾固定,或将带尾中间剪开分成两头,打结固定。此法适用于颈、腕等周径相等部位的包扎,同时也适用于其他各种包扎法开始与结束时的包扎。

(2)螺旋形包扎法:先在起始位环形缠绕两圈,然后稍微倾斜,螺旋向上缠绕,每周遮盖上一周的1/3～1/2处[图2-8(b)]。此法适用于包扎手指、上臂、躯干、大腿等周径相近的部位。

(3)螺旋反折包扎法:在螺旋形包扎法的基础上,向上倾斜行走的每周均把绷带向下反折,但反折部不可位于伤口上或骨隆突处。反折点上下应对齐,使之成一直线[图2-8(c)]。此法适用于周径大小不等的部位,如前臂、小腿等。

(4)蛇形包扎法:先将绷带以环形包丸法缠绕两圈,然后斜行上缠,各周互不遮盖,其间隔根据具体情况而定,一般以绷带宽度为间隔[图2-8(d)]。此法主要适用于现场急救时,因材料不足而做临时简单的固定,或需由一处迅速延伸至另一处时。

(5)回返包扎法:先在顶端近心的适当部位行环行缠绕2～3圈,即自顶端正中开始,来回向两侧回返,直至包没顶端,然后在开始部位环行缠绕数圈固定。此法多用来包扎没有顶端的部位,如指端、头部或截肢残端。头部外伤的帽式包扎法就采用此法[图2-8(e)]。

(6)"8"字形包扎法:在伤处上下,将绷带按"8"字形,重复旋转缠绕,每周遮盖上周的1/3～1/2[图2-8(f)]。此法用于周径不一致的部位或需屈曲的关节,如手背、手掌、前臂、腹股沟及肘、肩、膝、踝关节等部位。

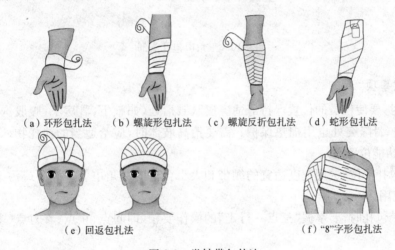

(a)环形包扎法　(b)螺旋形包扎法　(c)螺旋反折包扎法　(d)蛇形包扎法

(e)回返包扎法　　　　　　　　　　(f)"8"字形包扎法

图2-8　卷轴带包扎法

2. 多头带包扎法

多头带的种类有腹带、丁字带等。

(1)腹带:尽管目前临床上多采用一次性腹带,但多头腹带因其牢固性、舒适度等方面的优点,仍深受临床医护人员的青睐。

(2)丁字带:目前,主要应用于腹股沟疝及阴囊部位手术后阴囊托起。

3. 三角巾包扎法

三角巾制作简单,应用方便,用法容易掌握,包扎部位广,也可作较大面积创伤的包扎,还可折成条带、燕尾巾或连成双燕尾巾使用(图2-9、图2-10),但不便加压,也不够牢固。此法主要适用于现场救护,医院内一般只用于上肢的悬吊。

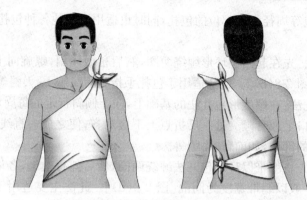

图 2-9　三角巾包扎胸部

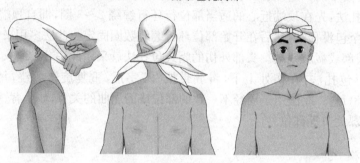

图 2-10　三角巾包扎头部

(三)注意事项

1. 包扎时,要使伤员的位置保持舒适。皮肤皱褶处(如腋下、乳房下、腹股沟等),应用棉垫或纱布衬垫,骨隆突处也用棉垫保护。需要抬高肢体时,应给适当的扶托物。被包扎的肢体,必须保持功能位置。

2. 根据包扎部位,选用宽度适宜的绷带和大小合适的三角巾等。潮湿或污染的绷带、三角巾均不可使用。

3. 用绷带包扎时,要掌握"三点一行走"的操作要领,即起点、止点、着力点(多在伤处)和行走方向顺序。

4. 包扎伤口时,先简单清创,并盖上消毒纱布,然后再用绷带等包扎。操作要小心、谨慎,不要触及伤口,以免加重疼痛或导致伤口出血和污染。包扎时松紧要适宜,过紧会影响局部血液循环,过松易致敷料脱落或移动而达不到固定和压迫止血的目的。

5. 包扎敷料应超出伤口边缘 5～10 cm。遇有外露污染的骨折端和腹内脏器,不可轻易还纳。若系腹腔组织脱出,应先用干净器皿保护后再包扎,不要将敷料直接包扎在脱出的组织器官上。

6. 包扎方向为自下而上、由左向右,从远心端向近心端包扎,以助静脉血液的回流。绷带固定时的结应放在肢体的外侧面,切忌将结打在伤口上、骨隆突处或易于受压的部位。包扎四肢时应尽量暴露出指(趾)端,以便观察末梢血供情况。

7. 包扎力求达到牢固、舒适、整齐和美观。

8. 解除绷带时,先解开固定结或取下胶布,然后以两手互相传递松解。紧急时或绷带已被伤口分泌物浸透干涸时,可用剪刀剪开。

三、固定

四肢骨关节损伤均应进行固定;脊椎损伤和骨盆骨折在急救中应相对固定。固定的目的在于限制受伤部位的活动度,以减轻疼痛,避免因骨折断端活动而损伤血管、神经乃至重要脏器;能防止关节囊、韧带的继发性损害,并有利于损伤的愈合;固定也利于防治休克,便于伤员的搬运。较重的软组织损伤也应固定制动。

(一)用物

最理想的固定器材是夹板、绷带、三角巾等。夹板有木质和金属夹板,还有可塑性或充气性塑料夹板。在现场急救时,因条件限制,应因地制宜,就地取材,选用竹竿(板)、木棒(镐把)、树枝以及现场最清洁的布类(如纱布、布条、毛巾或衣物)等。如无条件可直接借助患者的健侧肢体或躯干进行临时固定。

(二)骨折临时固定法

1. 锁骨骨折

一般情况下用三角巾将患侧手臂悬兜在胸前,限制上肢活动即可。条件允许时,可用软垫(棉絮、毛巾或敷料)垫于两腋下及腋前上方,患者取坐位,将绷带自一侧腋下开始经背部至对侧腋下,按横写"8"字形缠紧;或用三角巾折叠成带状,两端分别绕两肩呈"8"字形,拉紧三角巾的两头在背后打结,尽量使两肩后张(图2-11)。

2. 前臂骨折

协助患者屈肘90°,拇指向上。取两块合适的夹板,其长度超过肘、腕关节,分别置于前臂的屈、伸侧,然后用绷带于两端固定,再用三角巾将前臂悬吊于胸前,呈功能位。紧急情况下,也可将前臂固定于前胸壁。

3. 肱骨骨折

选用4块夹板(没有条件也可用长、短两块夹板,长夹板放于上臂的后外侧,短夹板置于前内侧),置夹板于上臂的前、后、内、外侧,在骨折部位上下两端固定。将肘关节屈曲90°,使前臂呈中立位,再用三角巾将前臂悬吊于胸前,呈功能位(图2-12)。紧急情况下,无可用材料,可以将患肢上臂固定于同侧胸廓即可。

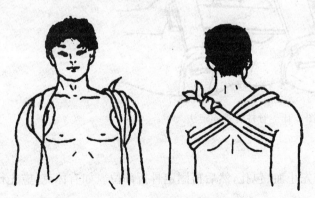
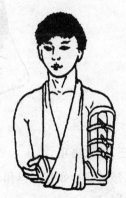

图2-11 锁骨骨折固定法　　　　图2-12 肱骨骨折固定

4. 股骨干骨折

取一长夹板放在伤腿的外侧,长度自足跟至腰部或腋窝部,另用一夹板置于伤腿内侧,长度自足跟至大腿根部,然后用绷带或三角巾分段将夹板固定(图 2-13)。

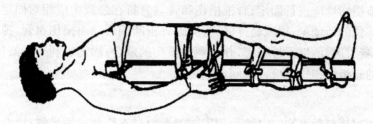

图 2-13　股骨干骨折固定

5. 胫、腓骨折

取长短相等的夹板(从足跟至大腿)两块,分别放在伤腿的内、外侧,然后用绷带分段扎牢。紧急情况下无夹板时,可将伤员两下肢并紧,两脚对齐,然后将健侧肢体与伤肢分段包扎固定在一起。注意在关节和两小腿之间的空隙处要垫以软织物(如纱布、棉絮、毛巾或衣物等),以防包扎后骨折部弯曲。

6. 脊柱骨折

立即将伤员俯卧于硬板上,不使其移位(图 2-14)。必要时,可用绷带将伤员固定于木板上(图 2-15)。

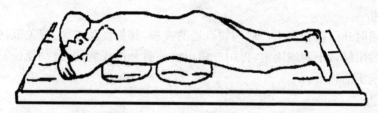

图 2-14　脊柱骨折俯卧位

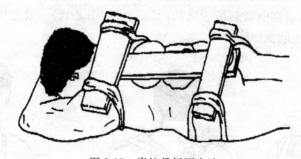

图 2-15　脊柱骨折固定法

(三)注意事项

(1)外伤时,如有伤口和出血,应先止血、包扎,然后再固定骨折部位。如有休克,应先行抗休克处理。

(2)对开放性骨折进行固定时,外露的骨折端不要还纳伤口内,以免造成感染扩散。

(3)闭合性骨折固定时,不必脱去患肢的衣裤和鞋袜,以免过多搬动患肢,增加伤员痛苦。若患肢肿胀严重,可用剪刀将伤员的衣袖和裤筒剪开,减轻压迫。

(4)若骨折部位明显畸形,并有穿破软组织。有损伤附近的重要血管、神经危险时或严重影响搬运时,可适当牵引患肢,使之变直后再行固定。

(5)夹板的长度与宽度要与骨折的肢体相适应,其长度必须超过骨折的上、下两个关节。除固定骨折部位上、下两端外,还要固定上、下两关节。

(6)固定的夹板不可与皮肤直接接触,其间应垫软垫(如棉花或其他软织物品),尤其在夹板两端、骨隆突和悬空部位,应加厚衬垫,防止软组织受压或固定不妥。

(7)固定应松紧适度,以免影响血液循环。四肢骨折固定时,应尽可能暴露指(趾)端,以便随时观察末梢血液循环情况。如发现指(趾)端苍白、发冷、麻木、疼痛、肿胀或青紫,提示绑扎过紧,应松开重新固定。

四、搬运

现场搬运伤员的基本原则是及时、迅速、安全地将伤员搬至安全地带,防止继发性损伤。现场搬运多为徒手搬运,也可用一些专用搬运工具或临时制作的简单搬运工具,但不要因寻找搬运工具而贻误搬运时机。正确的搬运可减少伤员的痛苦,并获得及时救治。

(一)搬运方法

1. 担架搬运法

这是最常用的搬运方法,它对于路途较长、病情较重的病员最为合适。

(1)担架的种类

帆布担架:帆布担架构造简单,由帆布一块、木棒两根、横铁或横木两根、负重带两根和扣带两根所组成,多为现成已制好的。

绳索担架:临时制作,用木棒或竹竿两根,横木两根,捆成长方形之担架状,然后绕以坚实之绳索即成。

被服担架:取衣服两件或长衫、大衣翻袖向内成两管,插入木棒两根,再将纽扣扣牢即成。

板式担架:由木板、塑料板或铝合金板制成,四周有可供搬运的拉手空隙。此种担架硬度大,适用于复苏伤员及骨折伤员。

铲式担架:由铝合金制成的组合担架,沿担架纵轴分为左右两部分,两部分均为铲形。使用时,可将担架从伤员身体下插入,使伤员在不移动身体的情况下置于担架上。主要用于脊柱、骨盆骨折的伤员。

四轮担架:即轻质合金带四个轮子的担架,它可从现场平稳地推到救护车、救生艇、飞机舱内,固定好,转送至医院急诊室做进一步抢救,可大大减少伤病员痛苦和搬动不当所造成的意外。

(2)担架搬运的要领

由 3～4 人合成一组,将伤员移上担架,头部向后,足部向前,这样后面抬担架的人,可以随时观察伤员的变化;抬担架的人脚步行动要一致,前面的开左脚,后面的开右脚,平稳前进;向高处抬时(如过台阶、过桥、上桥),前面的人要放低,后面的人要抬高,以使伤员保持水平状态,下台阶时则相反。

2. 徒手搬运法

当现场找不到担架,而转运路程较近,病情又轻,可以采用徒手搬运法。此法对病员、搬运者都比较劳累,故伤情重的伤员不宜采用此法搬运。徒手搬运法有下列三种:

(1)单人搬运

扶持法[图 2-16(a)]:对伤情较轻、能够站立行走的伤员可采取此法。救护者站在伤员一侧,使伤员靠近他的一臂搂着自己的头颈,然后救护者用外侧的手牵着伤员的手腕,另一手伸过伤员背部扶持他的腰,使其身体略靠着救护者,扶着行走。

抱持法[图 2-16(b)]:伤员若能站立,救护者站于伤员一侧,一手托其背部,一手托其大腿,将其抱起,伤员若有知觉,可让其一手抱住救护者的颈部。

背负法[图 2-16(c)]:救护者站在伤员前面,呈同一方向,微弯背部,将伤员背起。胸部创伤的伤员不宜采用。若伤员卧于地上,不能站立,则救护人员可躺在伤员一侧,一手紧握伤员后,另一手抱其腿,用力翻身,使其伏于救护者背上,而后慢慢站起。

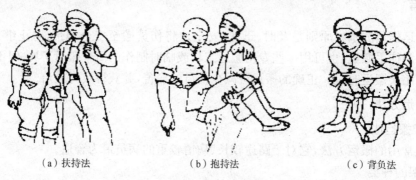

(a)扶持法　　　　　　　(b)抱持法　　　　　　　(c)背负法

图 2-16　单人搬运

(2)双人搬运

①椅托式[图 2-17(a)]:一人以右膝、另一人以左膝跪地,各以一手伸入伤员大腿之下而互相紧握,另一手彼此交替支撑伤员背部。

②拉车式[图 2-17(b)]:两个救护者,一个站在伤员头部,两手插到腋前,将其抱在怀内,一个站在其足部,跨在伤员两腿中间,两人步调一致慢慢抬起,卧式前行。

③平抱或平抬法:两人平排将伤员平抱,一左一右,亦可一前一后将伤员平抬。

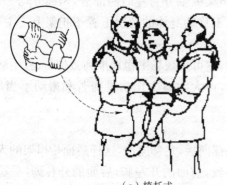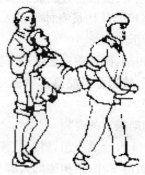

(a)椅托式　　　　　　　　　　(b)拉车式

图 2-17　双人搬运

(3)三人搬运或多人搬运

可以三人平排,将伤员抱起齐步前进。六人可面对站立,将伤员抱起。搬运过程中,动作要轻巧,敏捷,协调一致,避免振动,减少伤员痛苦。对路途较远的伤员,则应寻找合适的交通工具进行转送。

(二)特殊伤员的搬运方法

1. 腹部内脏脱出的伤员

(1)伤员双腿屈曲,腹肌放松,防止内脏继续脱出。

(2)脱出的内脏严禁送回腹腔,防止加重污染。可用大小适当、干净的器皿扣住内脏,或取伤员的腰带做成略大于脱出内脏的环,围住脱出的脏器。然后用三角巾或绷带包扎固定。

(3)伤员包扎后取仰卧位,屈曲下肢,并注意腹部保温,防止肠管过度胀气。

2. 昏迷伤员

使伤员侧卧或俯卧于担架上,头偏向一侧,以利于口腔内容物的引流,防止呕吐物误吸而引发吸入性肺炎,甚至窒息。

3. 骨盆损伤的伤员

骨盆伤应将骨盆用三角巾或大块包伤材料做环形包扎。护送时,让伤员仰卧于门板或硬质担架上,膝微屈,下部加垫。

4. 脊柱损伤的伤员

对于脊柱损伤的伤员,应严防颈部和躯干前屈或扭转,应使脊柱保持伸直。搬运时,应顺应伤员脊柱或躯干轴线,滚动移至硬担架上,一般为仰卧位.用铲式担架则更为理想。如为徒手搬运,颈椎伤的伤员应有3～4人一起搬动。1人专管头部的牵引固定,保持头部与躯干成直线,其余3人蹲在伤员同一侧,2人托躯干,1人托住下肢,一齐起立,将伤员放在硬质担架上。可以平托(图2-18),也可以采取滚动法(图2-19),然后将伤员的头部两侧用沙袋固定。搬运胸、腰椎伤伤员时,3人同在伤员右侧,1人托住肩背部,1人托住腰臀部,1人抱持住伤员的两下肢,同时起立将伤员放到硬质担架上。

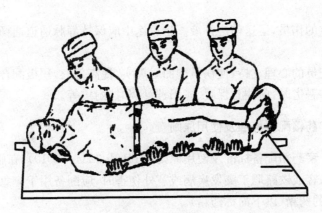

图2-18 平托法

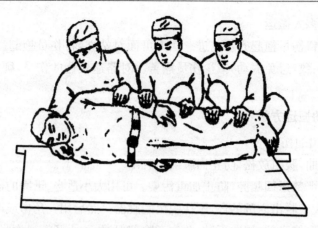

图 2-19　滚动法

5. 身体带有刺入物的伤员

先包扎好伤口,固定好刺入物,方可搬运。应避免挤压、碰撞。刺入物外露部分较长时,要有专人负责保护刺入物。途中严禁振动,以防止刺入物脱出或深刺。

6. 颅脑损伤的伤员

颅脑损伤者常伴有呼吸道不畅等表现。搬运时,应使伤员取半仰卧位或侧卧位,利于保持呼吸道通畅;若遇有脑组织暴露者,应保护好脑组织,并用衣物、枕头等软织物将伤员头部垫好,以减轻振动。

(三)注意事项

(1)密切观察伤员的生命体征,保持各种管道的通畅,较长时间的远距离运送应定时翻身,调整体位,协助饮食和大小便,并应尽可能寻找合适的运输工具。

(2)对骨折、脱位、大出血的伤员,应先固定、止血后再搬运。

(3)搬运时,应注意伤员的安全,动作要轻稳、敏捷、协调一致,避免振动,不可触及伤员的伤部;伤员抬上担架后必须系好安全带,以防止坠落;上下楼梯应保持水平状态,头端稍高;担架上车后应予固定,伤员头部朝前或者横位,根据不同伤情安排合理体位,并尽可能使伤员舒适。

(4)对伤情较重的伤员,运送前应补液。运送途中应保持静脉通道通畅,防止滑脱,并适时调整输液速度。

(5)重视危重伤员的心理支持,使伤员能面对现实,提高信心,积极配合护送。

(6)在自然条件恶劣时,应注意保暖、遮阳、避风和挡雨雪等。

五、铁路红十字药箱配备标准及使用原则

根据《铁路红十字药箱配备标准及使用原则》(TB/T 3234—2010),在旅客列车、客运车站及沿线小站、工区旅客或铁路职工突发疾病或意外伤害时,应配备用于应急救助便于携带装有非处方药品与器械的药箱(以下简称药箱)。

(一)相关术语与规定

1. 红十字药箱。红十字药箱即在旅客列车、客运车站及沿线小站、工区旅客或铁路职工

突发疾病或意外伤害时，用于应急救助、便于携带、装有非处方药品与器械的药箱。

2. 非处方药品(OTC)。非处方药品指消费者可不经过医生处方，直接从药房或药店购买的药品，而且是不在医疗专业人员指导下就能安全使用的药品。在药品盒上有 OTC 标识。

(二)配备原则

(1)铁路红十字药箱内的药品配置应该是国家基本范围内的常用、安全、方便、有效的非处方药品、消费剂以及临床常用的诊疗用具。

(2)非处方药品应包括治疗突发性心血管疾病、高热、咳喘、腹泻、眩晕、过敏、疼痛、外伤出血的药品。

(3)根据配置情况，将药箱分为甲、乙、丙三类。

(三)配备标准

1. 甲类药箱配备药品及器械种类

(1)药品类。

①口服药。

a. 感冒、退热、止咳化痰类：氨咖黄敏胶囊 5 盒、小儿氨酚黄那敏颗粒 1 盒、美酚伪麻片 1 盒、羧甲司坦片 1 盒。

b. 心血管类：速效救心丸 1 瓶。

c. 平喘类：二羟丙茶碱片 1 盒。

d. 止泻类：盐酸小檗碱片 1 盒、口服补液盐 1 袋。

e. 抗过敏类：盐酸异丙嗪片 1 盒。

f. 抗眩晕类：氢溴酸东莨菪碱贴片 1 盒。

g. 其他：云南白药 1 盒、藿香正气丸 1 盒。

②外用药。

a. 退热类：小儿退热贴 1 盒、小儿布洛芬栓 1 盒。

b. 外伤类：湿润烧伤膏 1 支、碘附 1 瓶、苯扎氯铵贴 1 盒。

c. 其他：清凉油 1 盒、松节油搽剂 1 瓶。

(2)器械类。

表式袖带血压计 1 台、听诊器 1 个、体温计 2 支、袖珍手电筒 1 个、大剪刀 1 把、16 cm 弯头和直头止血钳各 1 把、12 cm 直镊子 1 把、消毒棉(签/球)1 盒、医用胶带 1 卷、三角巾 4 个、无菌纱布 1 包、无菌绷带 1 轴、弹力绷带 1 卷、橡胶止血带 3 根、保护带 2 条、无菌手套 3 副、呼吸面膜 2 片、一次性压舌板 4 片、一次性产包 1 个、一次性连体防护服 3 件、一次性口罩 6 个。

(3)消毒剂。

含氯消毒片剂或粉剂 1 瓶/包，用于环境及物品消毒，单独放置。

2. 乙类药箱配备药品及器械种类

乙类药箱配备参照甲类药箱，器械类不配置保护带、一次性产包，其他数量比甲类可酌情减少。

3. 丙类药箱配备药品及器械种类

(1)药品类。

①口服药。

a. 退热、止咳化痰类：氨咖黄敏胶囊5盒、美酚伪麻片2盒、羧甲司坦片2盒、复方甘草片1瓶。

b. 心血管类：速效救心丸1瓶。

c. 平喘类：二羟丙茶碱片1盒。

d. 胃肠道类：多潘立酮片1盒、盐酸小檗碱片1盒、口服补液盐2袋、氢氧化铝复方制剂1袋。

e. 抗过敏类：盐酸异丙嗪片1盒。

f. 抗眩晕类：氢溴酸东莨菪碱贴片1盒。

g. 其他：云南白药1盒、蛇药片1盒、藿香正气丸1盒。

②外用药。

a. 外伤类：湿润烧伤膏1支、碘附1瓶、苯扎氯铵贴1盒。

b. 其他：氯霉素眼液3支、祛风油1瓶、复方丁香罗勒油(红花油)1瓶、松节油搽剂1瓶、伤湿止痛膏1盒。

注：以上药品配备数量，可以根据列车日常使用、消耗情况确定。

(2)器械类。

表式袖带血压计1台、听诊器1个、体温计2支、袖珍手电筒1个、大剪刀1把、16 cm弯头和直头止血钳各1把、消毒棉(签/球)1盒、医用胶带1卷、三角巾2个、无菌纱布1包、无菌绷带1轴、弹力绷带1卷、橡胶止血带3根、无菌手套2副。

(3)消毒剂。

含氯消毒片剂或粉剂1瓶/包，用于环境及物品消毒，单独放置。

(四)使用原则

1. 药箱配置

(1)甲类药箱配置：单程全程运行时间超过4 h、运行区间超过1 h或总运行距离超过1 000 km的旅客列车。

(2)乙类药箱配置：客运车站或达不到上述条件的旅客列车。

(3)丙类药箱配置：沿线小站、工区。

(4)各铁路局集团公司根据本局旅客列车使用药械的情况可适当增加药品及器械的配置数量。

2. 使用规定

(1)旅客列车。

在旅客列车上遇到旅客患病时，通过列车广播向旅客中的医务工作者求助。列车红十字救护员立即携带药箱到达现场，并对伤病员及时实施初步救护。红十字救护员在实行紧急救护时应将有关情况告知患者及同行旅客。箱内药品与器械限于在旅客列车运行中，车上人员突发疾病或创伤时简易救治。红十字救护员用药械后应当客观、翔实地填写药械使用登记表，登记表信息应包含日期、药品名称、数量、发放人签名和使用人签名。

(2)客运车站。

在车站遇到旅客患急重症需要紧急抢救时，应旅客要求或本人已神志不清时立即联系120急救中心。在120救护车到来之前，车站红十字救护员立即携带药箱到达现场，并对伤病员及时实施初步救护，同时通过车站广播向旅客中的医务工作者求助。红十字救护员在实行紧急救护时应将有关情况告知患者及同行旅客。箱内药品与器械限于在旅客候车期间突发疾病或创伤时简易救治。红十字救护员用药械后应当客观、翔实地填写药械使用登记表。

（3）沿线小站、工区。

箱内药品与器械限于职工工作期间突发疾病或创伤时简易救治。用药械后应当客观、翔实地填写药械使用登记表。

（4）药械补充。

各管理单位每月补充药械时，应携带上月的药械使用登记表及药械补充申领表。列车红十字药箱内的药械每次使用消耗后，应在返乘时及时向客运段申领补充，确保在出乘时药械齐全。其他单位红十字药箱内的药械每月补充一次，如有特殊情况药械用完可随时申请补充。

（五）铁路红十字药箱管理

1. 放置地点与标识

旅客列车红十字药箱放置于列车医疗点，客运车站红十字药箱放置于候车室、工区放置方便使用的地方。放置红十字药箱的位置应设置紧急救护标识，明示紧急救护设施。紧急救护标识和药箱外标识统一使用红十字标识（图 2-20）。

2. 使用证和清单目录

每个药箱内应有使用证（图 2-21）和清单目录。使用证应有发证机构盖章。清单目录包括药品品名、数量及有效期。

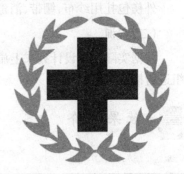

图 2-20 红十字标识

铁路红十字药箱使用证

单位名称：

使用地址：

适用范围：旅客或铁路职工突发急病或创伤时，简易救治免费使用。

发证机关： （盖章）

图 2-21 铁路红十字药箱使用证

3. 管理人员

药箱由经过初级以上红十字救护培训并取得合格证的红十字救护员专人负责管理，并及时检查药品的完整性和有效期。上级管理部门适时对药箱的使用情况进行检查与指导。

4. 药品回收

使用单位不得随意丢弃过期药品，而应做好登记，交回给配备部门，由配备部门交回医药部门集中销毁，以防流入非法渠道。

 任务训练——外伤的处理训练

一、实训设计

（一）实训目的和要求

1. 练习基本的外伤处理技能。

2. 会简单的包扎。

(二)实训内容

旅客不同部位出现外伤的包扎。

二、实训步骤

(一)实训前准备

外伤包扎用纱布、绷带、消毒等道具用品。

(二)实训

根据实际实训设计列车上旅客发生外伤(不同旅客、不同伤情)的现场应急处置脚本,并分组进行模拟演练。

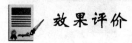效果评价

外伤的处理训练评分表

姓　名		地　点		时　间	
实训项目	实训考查要点	分值	小组评分	教师评分	最终得分
外伤的处理	外伤处理用品选用	10			
	外伤处理步骤	20			
	包扎效果	60			
	消毒	10			
合　计		100			

典型工作任务三　心肺复苏

任务引入

××年8月×日,在铁路×××次列车运行途中,一旅客出现了休克症状,情况非常紧急。
请思考:
列车工作人员遇到这种情况时应该如何判断并采取什么急救措施?

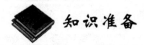知识准备

基础生命支持又称初期复苏,是指呼吸、循环骤停时的现场急救措施。其主要目的是迅速有效地恢复生命器官(特别是心脏和脑)的血液灌流和供氧。基础生命支持的任务和步骤可归纳为CAB三步骤:C(循环)是指建立有效的人工循环,A(气道)是指保持呼吸道通畅,B(呼吸)是指进行有效的人工呼吸。若在有自动体外除颤仪(以下简称AED)设备的条件下,可增

加步骤 D——AED 的应用。人工呼吸和心脏按压是心肺复苏时的主要措施。

　　首先需对患者进行判断：遇有紧急情况应呼喊患者、轻拍患者肩部，以判断有无意识或反应；将耳靠近患者口和鼻，以听或感觉是否有气流，并观察患者胸廓是否有起伏，以判断呼吸是否停止。用食指、中指两指搭在患者颈动脉搏动处，以判断有无脉搏，若三者皆无，则需立刻进行现场急救措施。

一、胸外心脏按压

　　心脏按压是指间接或直接按压心脏以形成暂时的人工循环的方法。有效的心脏按压能维持心脏的充盈和搏出，诱发心脏的自律性搏动，并可以预防生命重要器官（如脑）因较长时间的缺血而导致不可逆性改变。

　　胸外心脏按压可在任何场合进行，为现场急救时简易、实用而有效的心脏复苏方法。其原理是在胸廓外按压，使胸膜腔内压增加，引起心脏及大动脉内压力升高而驱使血液向全身流动。当挤压解除时，胸膜腔内压下降并低于一个大气压（胸膜腔为负压），静脉血又回流心脏，称之为胸泵机制。胸外心脏按压示意图如图 2-22 所示，其方法是：将患者就地平卧，背部垫一木板或平卧于地面上；操作者立于或跪于患者一侧，以食指和中指摸清病人的肋骨下缘，移向中间摸到剑突，选择剑突以上，即胸骨下段为按压点；将一手掌根部置于按压点，另一手掌根部放在前者的上面；下方手掌手指向上方翘起，上方手指紧扣下方手指，两臂伸直，与手掌呈 90°，凭自身重力通过双臂和双手掌垂直向胸骨加压，使胸骨下陷 5 cm 以上，然后立即放松，但双手不离开胸壁，肘关节不能屈曲，使胸廓自行恢复原位。如此反复操作，按压时，心脏排血，松开时，心脏再充盈，形成人工循环。按压与松开的时间比为 1∶1 时，心排血量最大，按压频率以大于 100 次/min 为佳。单人复苏时，心脏按压 30 次进行口对口呼吸 2 次（30∶2）。双人复苏时，心脏按压 5 次进行口对口人工呼吸 1 次（5∶1）。如果已经建立气管内插管，人工呼吸频率为 10～12 次/min，可不考虑是否与心脏按压同步的问题。

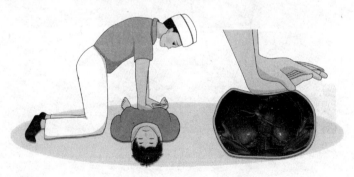

图 2-22　胸外心脏按压示意图

二、保持呼吸道通畅

　　保持呼吸道通畅是心肺复苏的条件。若意识消失，呼吸停止，则立即清除呼吸道内异物或分泌物。若遇溺水者，因口腔、鼻腔常有较多的污泥、杂草等，则可用手伸进口腔内清除异物。鼻腔内异物不易清除时，急救者应用嘴吸出，引流出呼吸道内的液体，再置患者仰卧位，利用托下颌或（和）将头部后仰的方法（即托颈按额法），使下颌与耳垂的连线与地面呈 90°，可消除由于舌后坠引起的呼吸道梗阻(图 2-23、图 2-24)。有条件时(后期复苏),可通过放置口咽或鼻咽通气管或气管插管等方法,以维持呼吸道通畅。

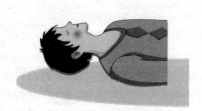

图 2-23　舌后坠卧位

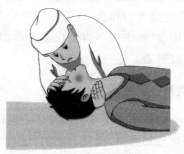

图 2-24　托颈按额法

三、人工呼吸

人工呼吸是心肺复苏的重要措施。人工呼吸的方法可分两类。一类是徒手人工呼吸,其中口对口人工呼吸是现场复苏最简易而有效的方法。若遇牙关紧闭的患者可施行口对鼻的人工呼吸。另一类是利用器械或特制的呼吸器进行人工呼吸,主要用于后期复苏和复苏后处理,需由专业人员使用。施行口对口人工呼吸(图 2-25)时,应将患者的头后仰,并一手将其下颌向上、后方托起,以保持呼吸道通畅,另一手压迫患者前额,以保持患者头部后仰位置(即托颈按额法),同时以拇指和食指将患者的鼻孔捏闭。然后施救者吸气,对准患者口部吹入。开始时可连续吹入 3～4 次,吹气频率约 5 s 一次。每次吹毕,施救术者将口移开并吸气,此时患者凭其胸肺的弹性被动地完成呼气。在施行过程中,应注意观察胸壁是否有起伏动作,吹气时的阻力是否过大,否则应重新调整呼吸道的位置或清除呼吸道内的异物或分泌物。施行口对口人工呼吸的要领是:每次无须深吸气,正常吹出。这样不会造成潮气量过大。

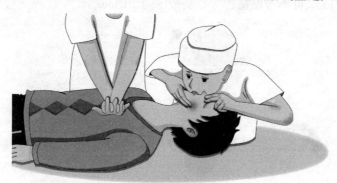

图 2-25　口对口的人工呼吸示意图

四、复苏效果的监测

(一)心肺复苏的有效指标

1. 颈动脉搏动

心脏按压有效时,每按一次可触摸到颈动脉搏动一次。若中止按压搏动亦消失,则继续进行按压。如停止按压后脉搏仍然存在,说明患者心搏已经恢复。

2. 面色(口唇)

复苏有效时,患者面色由发绀转为红润;若面色变为灰白,则说明复苏无效。

3. 其他

复苏有效时,可出现自主呼吸,或瞳孔由大变小,并有对光反射,甚至有眼球活动及四肢抽动。

(二)终止复苏的标准

现场心肺复苏应坚持不间断地进行,不可轻易做出停止复苏的决定。如符合下列情况者,现场抢救人员方可考虑终止复苏。

(1)患者呼吸和循环已有效恢复。

(2)患者无心搏和自主呼吸,一般认为心肺复苏在常温下持续 30 min 以上,无效时医师可确定患者已死亡。

 任务训练——心肺复苏训练

一、实训设计

(一)实训目的和要求

1. 练习基本的心肺复苏技能。

2. 掌握心肺复苏。

(二)实训内容

多种场景下的心肺复苏。

二、实训步骤

(一)实训前准备

熟悉旅客列车遇心肺复苏场景的处置流程:

1. 立即报告

某月某日,G××次列车运行在××站至××站间,1 车有旅客突然昏迷,意识丧失。

1 车乘务员:"列车长,1 车有名旅客昏迷。"

列车长:"收到,G××乘警 1 车有名旅客突发急病,昏迷,随我一同到达现场。"

乘警:"收到。"

2. 调查取证

列车长对讲机通知列车员,"5~6 车列车员立即将红十字救护药箱拿到 1 车,1 车列车员广播寻找医务工作者。"

1 车列车员广播:"女士们、先生们,本次列车有人患病,请医务工作者到 1 号车厢与列车工作人员联系,我代表患病旅客,向您表示感谢。"

列车长掌握急病旅客基本情况,使用移动终端进行录像取证。

医务工作者与列车红十字救护员共同对旅客实施救治。

列车长:"1 车列车员,维护好车厢秩序,确保救治现场空气畅通。"

列车员："明白。"

经医务工作者与红十字救护员救治,进行心肺复苏,旅客未转醒。

3. 妥善处理

列车长联系前方停车站 120 救护车救治。

列车长通知××站:"G××次 1 车一名旅客突发急病,昏迷,意识丧失,需要派 120 救护车进行救治,旅客无同行人,请在 1～2 车连接处 1 车车门办理交接。"

××站:"收到。"

列车长向高速铁路客服调度、段管控中心报告:"我是 G××次列车长,1 车一名旅客突发急病,昏迷,经医务工作者与红十字救护员救治,旅客病情未转醒,已通知××站派 120 救护车进行救治,旅客无同行人。"

高速铁路客服调度(段管控中心):"办理好交接工作,随时观察旅客病情。"

列车长:"收到。"

列车到达××站后与车站值班员在客运记录上确认签字。

4. 反馈信息

列车长办理完交接开车后,列车长向高速铁路客服调度、段管控中心报告:"我是 G××次列车长,1 车一名突发急病旅客,与××站办理交接后,120 救护车接走进行救治,列车正点开车,列车秩序良好。"

对旅客了解后续病情后,向段管控中心报告。

本脚本需心肺复苏模拟人、药箱、AED 设备等。

(二)实训

根据实际实训设计列车上旅客(模拟人)发生急病的现场应急处置脚本,并分组进行模拟演练。

 效果评价

心肺复苏训练评分表

姓　　名		地　　点		时　　间	
实训项目	实训考查要点	分值	小组评分	教师评分	最终得分
心肺复苏	识别患者情况	10			
	胸外按压	50			
	开放气道	10			
	人工通气	30			
合　　计		100			

典型工作任务四　烧烫伤的处理

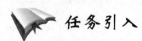 **任务引入**

××年 8 月×日,铁路×××次列车一旅客接开水时手不小心被烫伤,寻找列车工作人员帮助。

请思考：

列车工作人员遇到这种情况时应该如何判断并采取什么急救措施？

 知识准备

烧伤泛指由热力、电流、化学物质、激光、放射线等所造成的组织损伤。热力烧伤是指由火焰、热液、蒸汽、热固体等引起的组织损伤。通常所称的或狭义的烧伤，一般指热力所造成的烧伤。本书主要介绍热力烧伤、电烧伤和化学物质烧伤的相关内容。烫伤属于热力烧伤的一种，要实际生活中最常见的烧伤，而铁路旅客中最容易发生的是开水烫伤事件，故本任务对烫伤也做专门介绍。

一、热力烧伤

(一)伤情判断与临床表现

伤情判断根据烧伤面积、深度和部位而定，同时应考虑全身状况，如休克、吸入性损伤或复合伤。

1. 烧伤深度

(1) I 度烧伤：表皮浅层损伤，烧伤皮肤发红、干燥、灼痛、轻压受伤部位时局部变白，但没有水泡。

(2)浅 II 度烧伤：损伤达表皮全层和真皮浅层。皮肤红肿明显，疼痛剧烈；有大小不一的水泡，疱壁薄，创面基底潮红。

(3)深 II 度烧伤：真皮深层损伤，水肿明显，痛觉迟钝，拔毛痛；水泡较小，疱壁较厚，创面基底发白或红白相间。

(4) III 度烧伤：损伤最深，皮肤全层、皮下、肌肉或骨骼受损。创面无水泡，干燥如皮革样坚硬，呈蜡白或者焦黄色甚至炭化，形成焦痂，痂下可见树枝状栓塞的血管。由于被烧皮肤变得苍白，在白皮肤人中常被误认为正常皮肤，但压迫时不再变色。烧伤区的毛发很容易被拔出，感觉消失。

2. 烧伤严重程度判断

(1)轻度烧伤： II 度烧伤总面积在 10% 以下。

(2)中度烧伤： II 度烧伤面积在 11%～30% 之间；或 III 度烧伤面积不足 10%。

(3)重度烧伤：烧伤总面积在 31%～50% 之间；或 III 度烧伤面积在 11%～20% 之间；或总面积、III 度烧伤面积虽未达上述范围，但已发生休克等并发症、呼吸道烧伤或有较重的复合伤。

(4)特重烧伤：烧伤总面积在 50% 以上；或 III 度烧伤面积 20% 以上，或已有严重的吸入性损伤、复合伤。

3. 全身表现

小面积、浅度烧伤无全身症状，大面积、重度烧伤病人伤后 48 h 内易发生低血容量性休克，主要表现为口渴、脉搏细速、血压下降、皮肤湿冷、尿量减少、烦躁不安等。感染发生后可出现体温骤升或骤降、呼吸急促、心率加快、创面骤变、白细胞计数骤升或骤降；其他如尿素氮、肌酐清除率、血糖、血气分析都可能变化。

4. 吸入性损伤表现

吸入性损伤又称呼吸道损伤,是指吸入火焰、蒸汽或化学性烟尘、气体等所引起的呼吸道损伤。其致伤因素为热力或燃烧时烟雾中的化学物质,如一氧化碳、氰化物等。这些化学物质能引起局部腐蚀和全身中毒。多见于头面部烧伤病人,面、颈、口鼻周围常有深度烧伤创面,鼻毛烧毁,口鼻有黑色分泌物;有呼吸道刺激症状,咳炭末样痰,呼吸困难,声音嘶哑,肺部可闻及哮鸣音;多死于吸入性窒息。

(二)烧伤的处理

1. 现场急救

正确施行现场急救,去除致伤原因,迅速抢救危及病人生命的损伤,如窒息、大出血、开放性气胸、中毒等。若心跳呼吸停止,立即就地实施心肺复苏术。

(1)迅速脱离热源:如火焰烧伤应尽快脱离火场,脱去燃烧衣物,就地翻滚灭火。互救者可就近用非易燃物品覆盖,以隔绝灭火。忌奔跑或用双手扑打火焰。小面积烧伤立即用冷水连续冲洗或浸泡,既可减轻疼痛,又可防止余热继续损伤组织。

(2)保护创面:脱去饰物(如戒指等),以防肿胀时无法取下造成手指缺血坏死。剪开取下伤处的衣裤,不可剥脱;创面可用干净敷料或布类简单包扎后送医院处理,避免受压,防止创面再损伤和污染。避免用有色药物涂抹,以免影响对烧伤深度的判断。

(3)保持呼吸道通畅:火焰烧伤后呼吸道受热力、烟雾等损伤,可引起呼吸困难、呼吸窘迫,应特别注意保持呼吸道通畅,必要时放置通气管、行气管插管或切开。如合并一氧化碳中毒,应移至通风处,给予高流量氧气或纯氧吸入。

(4)其他救治:尽快建立静脉通道,给予补液治疗,避免过多饮水,以免发生呕吐及水中毒,可适量口服淡盐水或烧伤饮料。安慰和鼓励病人保持情绪稳定。疼痛剧烈可酌情使用镇静、镇痛药物。

(5)妥善转运:在现场急救后,轻病人即可转送。烧伤面积较大者,如不能在伤后 $1\sim2$ h 内送到附近医院,应在原地积极抗休克治疗,待休克控制后再转送。转运途中应建立静脉输液通道,保持呼吸道通畅。

2. 防治休克

严重烧伤特别是大面积烧伤病人防治休克至关重要。静脉补液是防治休克的主要措施。补液总量根据烧伤早期体液渗出的规律估计补液总量。国内通常按病人的烧伤面积和体重计算补液量。补液为胶体液和电解质液混合液,比例为 $1:2$,大面积深度烧伤者与小儿烧伤其比例可改为 $1:1$。胶体液首选血浆,紧急抢救时可用低分子量的血浆代用品,Ⅲ度烧伤病人可适量输全血。电解质溶液首选平衡盐液,并适当补充碳酸氢钠溶液。生理需要量一般用 $5\%\sim10\%$ 葡萄糖注射液。

3. 处理创面

处理创面主要目的是清洁保护创面,防治感染,促进创面愈合;减少瘢痕产生,最大限度恢复功能。

(1)初期清创:在控制休克之后尽早清创,即清洗、消毒、清理创面。Ⅰ度烧伤创面不需要特殊处理,能自行消退。浅Ⅱ度创面的小水疱可不予处理,大水疱可用无菌注射器抽吸,疱皮破裂可用无菌油性敷料包扎。深度创面坏死表皮应去除。清创后创面根据烧伤的部位、面积及医疗条件等选择采用包扎疗法或暴露疗法。

（2）包扎疗法：包扎可以保护创面、减少污染和及时引流创面渗液,适用于面积小或四肢的Ⅱ度烧伤。创面清创后用油性纱布覆盖创面,再用多层吸水性强的干纱布包裹,包扎厚度为2～3 cm,包扎范围应超过创面边缘 5 cm。包扎松紧适宜,压力均匀,为避免发生粘连或畸形,指(趾)之间要分开包扎。

（3）暴露疗法：将病人暴露在清洁、温暖、干燥的空气中,使创面的渗液及坏死组织干燥成痂,以暂时保护创面。暴露疗法适用于头面、会阴部烧伤及大面积烧伤或创面严重感染者。创面可涂 1% 磺胺嘧啶银霜、碘附等外用药物。

（4）手术疗法：对深度烧伤创面,应及早采用积极的手术治疗,包括切痂(切除烧伤组织达深筋膜平面)或削痂(削除坏死组织至健康平面),并立即植皮。

（5）特殊烧伤部位的处理。

①眼部烧伤：及时用无菌棉签清除眼部分泌物,局部涂烧伤膏或用烧伤纱布覆盖加以保护,以保持局部湿润。

②耳部烧伤：及时清理流出的分泌物,在外耳道入口处放置无菌干棉球并经常更换;耳周部烫伤应用无菌纱布铺垫,尽量避免侧卧,以免耳郭受压,防止发生中耳炎或耳软骨炎。

③鼻烧伤：及时清理鼻腔内分泌物和痂皮,鼻黏膜表面涂烧伤膏以保持局部湿润,预防出血;合并感染者用抗菌药液滴鼻。

④会阴部烧伤：多采用暴露疗法。及时清理创面分泌物,保持创面干燥、清洁;必要时留置导尿管,并每日行会阴抹洗 2～3 次,预防尿路及会阴部感染。

4. 防治感染

烧伤感染来源有外源性与内源性感染,常见致病菌有铜绿假单胞菌、金黄色葡萄球菌、大肠埃希菌、白色葡萄球菌等。近年来真菌感染逐渐增多。防治感染,一是要改善机体的防御功能,积极纠正休克,减少并发症;二是正确处理创面,特别是深度烧伤创面,中、重度烧伤需要注射破伤风抗毒素预防破伤风;三是及早合理应用抗生素和破伤风抗毒素。

5. 辅助护理

对于烧伤患者,除了维持有效呼吸、补液、处理创面以及防治感染等护理之外,辅助护理也很必要。

（1）营养支持,增强抗感染能力。

烧伤病人呈高代谢状态,极易发生负氮平衡。应予病人以高蛋白、高能量、高维生素、清淡易消化饮食,保证摄入足够的营养素以补充营养。

（2）心理护理

同情、关心、爱护患者,耐心解释病情,使其了解病情、创面愈合和治疗的过程,并消除顾虑、积极配合;鼓励病人面对现实,树立战胜疾病的信心,通过减轻心理压力、放松精神以促进康复。

（3）健康教育

宣传防火、灭火和自救等安全知识。指导病人积极进行康复训练;创面愈合过程中,出现皮肤干燥、痒痛等避免使用刺激性肥皂清洗,水温不能过高,勿抓伤。烧伤部位在一年内避免太阳暴晒。

二、电烧伤

电烧伤指一定量的电流经过人体时通过产生热电效应、电生理效应、电化学效应和电弧、电火花等作用引起的组织损伤。

(一)临床表现

1. 全身表现

轻型表现为精神紧张、面色苍白、头晕、心悸、呼吸加快、口唇发绀,四肢无力,接触部位肌肉抽搐、疼痛等,敏感患者可引起晕厥或短暂的意识丧失。一般无阳性体征,患者可很快恢复。重型患者可出现昏迷、抽搐、心律失常、休克、呼吸不规则等,甚至导致心跳及呼吸骤停。

2. 局部症状

(1)低电压所致的电烧伤

常见于电流进入点与流出点,创面小,直径 0.5~2 cm,呈椭圆形或圆形,焦黄或灰白色,干燥,边缘整齐,与健康皮肤分界清楚。

(2)高电压所致的电烧伤

常有一处进口和多处出口,创面不大,但可深达肌肉、神经、血管,甚至骨骼,有"口小底大,外浅内深"的特征。皮肤入口灼伤比出口严重,烧伤部位组织焦化或炭化。

(3)闪电损伤

皮肤上出现树枝样或网状图案,是由电流沿着或穿过皮肤所致的Ⅰ度或Ⅱ度烧伤。患者所带指环、手表、项链或腰带处可以有较深的烧伤。患者心搏和呼吸常立即停止,伴有心肌损害。其他临床表现与高压电损伤相似。

(二)现场急救

现场急救措施包括迅速安全地脱离电源、有效地实施心肺复苏、妥善处理烧伤创面、积极处理各种并发症。

1. 脱离电源

迅速关闭电源或拔掉插座。用干燥竹竿、木棒、橡胶制品、塑料制品等绝缘物,将触及触电者的电线挑开。如在野外或远离电掣以及存在电磁场效应的触电现场,抢救者不能接近触电者或不便将电线挑开时,可用绝缘钳子或干燥带木柄的刀或锄头斩断电线,使电流中断,并妥善处理电线断端。如触电者俯卧在电线或漏电的电器上,上述方法不宜使用时,可用干燥木棒将触电者拨离触电处,或用干燥绝缘的绳索套在触电者身上,将其拉离电源。

2. 心肺复苏

如有心脏停搏或呼吸停止者,应立即进行心肺复苏,并迅速转送医院,途中继续抢救。

3. 烧伤创面处理

局部电烧伤的处理与热力烧伤处理相同。注意保护创面,彻底清除坏死组织,用消毒无菌液冲洗后无菌敷料包扎,防止污染和进一步损伤。如局部坏死组织与周围健康组织分界清楚,应在伤后 3~6 d 及时切除焦痂。皮损较大者,则需植皮治疗。使用抗生素预防和控制深部组织损伤后所造成的厌氧菌感染,必要时注射破伤风抗毒素。

三、化学烧伤

化学烧伤是由于人体接触化学药品,如强酸、强碱、糜烂性毒气等引起的局部皮肤、黏膜的损伤,有些还可产生中毒、吸入性损伤。强酸、强碱、磷、苯酚类等化学药品对人体组织具有强烈的腐蚀性,不仅能烧伤皮肤,还可向深层组织侵蚀。因此,化学烧伤的局部疼痛剧烈,组织溃烂。

(一)化学烧伤造成的损害

1. 局部损害

化学物质可对人体产生局部与全身损害,其损伤的程度取决于化学物质的性质、剂量、浓度、接触的范围与时间,以及急救的有效措施是否及时等。例如,酸烧伤使组织蛋白凝固;碱烧伤产生可溶性碱性蛋白,可向深层侵犯,皂化脂肪并使细胞脱水变性,皂化时产热可使深层组织继续坏死;磷烧伤突出的特点是热和酸的复合烧伤,磷在 34 ℃时可自燃,引起热烧伤,在空气中氧化成 P_2O_5 和 P_2O_3,遇水形成磷酸和次磷酸,因此,同时合并酸烧伤。

2. 全身损害

化学烧伤的严重性不仅在于局部损害,更重要的是有些化学物质可以通过创面正常皮肤、黏膜、呼吸道、消化道等被吸收,造成全身中毒和内脏的严重并发症,甚至死亡。

(二)化学烧伤处理

化学烧伤(如抗休克、抗感染、手术等)的一般处理可参照一般烧伤进行,但早期创面的冲洗与合并全身中毒的防治则是化学烧伤,两个特异性的问题。

1. 全身治疗

中毒性化学物质的烧伤,应立即考虑解毒措施。处理方法主要是输液利尿,加速排泄;给予大量维 C、吸氧、输新鲜全血;必要的营养支持;必要时可考虑血液透析。

2. 创面处理

积极处理创面,早期切痂,断绝毒物来源。

将受伤人员立即移离现场,迅速脱去被化学物玷污的衣裤、鞋袜等。创面立即用大量流动清水冲洗,一般要求 30 min 左右。遇高浓度的酸碱或过多的石灰可先拭去部分化学物质,再行冲洗,以免大量产热造成附加损伤。不溶于水的物质,冲洗时用纱布做轻柔的机械擦洗,将其创面清除干净。化学物质作用时间较长或者创面较深者,冲洗后的局部可用稀淡的中和剂,一般酸碱只要充分水冲,中和剂的使用并无必要。使用中和剂的原则是强酸与弱碱(如碳酸氢钠)中和,强碱用弱酸(如弱醋酸)中和,中和时间不超过 20 min。中和反应也会产热,使用中和剂前先行水冲,以稀释化学物的浓度,中和后再用水冲,以去除多余中和剂所产生的热量。

一般酸碱烧伤冲洗后创面采用暴露疗法,但磷烧伤创面要隔绝空气,不宜暴露。可用 4% 碳酸氢钠湿敷包扎。禁用油质辅料覆盖或包扎,以免磷溶解后易被吸收。

3. 眼化学烧伤的处理

头面部烧伤时,要注意眼、耳、鼻、口腔内的冲洗,特别是眼,应首先冲洗。冲洗时必须注意有无化学物质溅入眼内。如有眼睑痉挛、流泪、结合膜充血、角膜上皮肿胀、基底膜前层混浊、前房混浊等症状或体征时,应持续用生理盐水冲洗。冲洗完毕后,对于碱烧伤可用 3% 硼酸溶液冲洗,酸烧伤可用 2% 碳酸氢钠溶液冲洗,并用 0.25% 氯霉素滴眼液或涂以 0.5% 的金霉素眼膏,以预防继发感染。还可用醋酸可的松眼膏,以减轻炎症反应。

凡化学烧伤,经一般处理后,创面上不要涂药水、药膏等,只用干净的布或者被单盖在创面上将创面保护起来,及时将受伤人员就近送往医院进行治疗。

四、烫伤

烫伤是由热液(如沸水、热油等)、热固体(如烧热的金属等)或热蒸气等所致的损伤。铁路车站和列车上很容易出现旅客被开水烫伤的情况,需要及时处理。

(一)Ⅰ度烫伤及处理

Ⅰ度烫伤主要是损伤皮肤表面,局部轻微红肿,无水泡,疼痛明显。急救处理:将伤口浸泡在冷水中半小时,然后用芝麻油和蔬菜油擦拭伤口。一旦烧伤,应立即将伤口浸泡在冷水中进行冷却治疗,以达到冷却,减少余热损伤,减少肿胀、疼痛,防止起泡等效果。如果有冰的选择,最好将冰应用于伤口,冷却大约 30 min,可以完全缓解疼痛,随后在烫伤部位涂上蛋清、万花油或烫伤膏,这样只需要 3~5 d 可以自愈。如果烫伤部位不是手或脚,不能将伤口浸泡在水中进行冷却治疗,可以用毛巾包裹受伤部位,然后在毛巾上浇冷水,用冰敷效果可能更好。

如果烫伤部位有衣物,不要迅速脱下烫伤部位的衣物,否则皮肤会与衣物一起脱落,不仅疼痛,而且容易感染,延长病程。应于降温后予以剪除,但不能强行剥离,以防止皮肤脱落、水肿和感染。然后,冰袋冷敷创面止痛,最后涂上蛋清或烫伤霜。

(二)Ⅱ度烫伤及处理

Ⅱ度烫伤是皮肤损伤,局部肿胀疼痛,有不同大小的水泡。大水泡可以用消毒针刺破水泡边缘放水,涂抹烫伤膏后包扎,松紧适中。烫伤后经过一段时间的冷却治疗,若仍然疼痛不舒服,受伤部位有水泡,表明为二次烧伤烫伤。此时不要刺破水泡,迅速去医院治疗。

(三)Ⅲ度烫伤及处理

Ⅲ度烫伤是皮下、脂肪、肌肉和骨骼受损,呈灰色或红棕色。此时,用干净的布包裹伤口,并及时送往医院。伤口上不得涂紫色药水或膏药,以避免影响疾病的观察和治疗。对于Ⅲ度烫伤者,应立即用干净的被子或衣服简单包扎,避免污染和再次损伤。不要在创伤面上涂抹药物,保持清洁,并迅速送往医院治疗。

 任务训练——烧伤的处理

一、实训设计

(一)实训目的和要求

1. 练习基本的烧伤处理。
2. 掌握各类烧伤处理方法。

(二)实训内容

各种情景下烧伤处理。

二、实训步骤

(一)实训前准备

以旅客被开水烫伤处理为例,熟悉旅客列车遇旅客烧烫伤场景的处置流程:

1. 立即报告

某月某日，G××次列车运行在××站至××站间，3～4 车旅客找到×××乘务员，说刚刚接水时不幸被开水烫到。

3～4 车乘务员："列车长，3 车有名旅客被开水烫伤。"

列车长："收到。G××乘警，3 车有名旅客突发被开水烫伤，随我一同到达现场。"

乘警："收到。"

2. 调查取证

列车长对讲机通知列车员："5～6 车列车员立即将红十字救护药箱拿到 3 车，3～4 车列车员广播寻找医务工作者。"

3～4 车列车员广播："女士们、先生们，本次列车有人患病，请医务工作者到 3 号车厢与列车工作人员联系，我代表患病旅客向您表示感谢。"

列车长掌握急病旅客基本情况，使用移动终端进行录像取证。

医务工作者与列车红十字救护员共同对旅客实施救治。

列车长："3～4 车列车员，维护好车厢秩序，确保救治现场空气畅通。"

列车员："明白。"

经医务工作者与红十字救护员救治，旅客病情好转。

3. 妥善处理

列车长询问旅客是否需要前方停车站 120 救护车救治，旅客同意。

列车长通知××站："G××次 3 车一名旅客被开水烫伤，面积较大，需要派 120 救护车进行救治，旅客无同行人，请在 3～4 连接处 3 车车门办理交接。"

××站："收到。"

列车长向高速铁路客服调度、段管控中心报告："我是 G××次列车长，3 车一名旅客被开水烫伤，面积较大，经医务工作者与红十字救护员救治，旅客病情好转，已通知××站派 120 救护车进行救治，旅客无同行人。"

高速铁路客服调度（段管控中心）："办理好交接工作，随时观察旅客病情。"

列车长："收到。"

列车到达××站后与车站值班员在客运记录上确认签字。

4. 反馈信息

列车长办理完交接开车后，列车长向高速铁路客服调度、段管控中心报告："我是 G××次列车长，3 车一名旅客被开水烫伤，与××站办理交接后，120 救护车接走进行救治，列车正点开车，列车秩序良好。"

对旅客了解后续病情后，向段管控中心报告。

（二）实训

根据实际实训设计列车上旅客发生烧伤（不同旅客、不同烧伤类型）的现场应急处置脚本，并分组进行模拟演练。

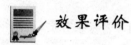 **效果评价**

烧伤的处理训练评分表

姓　名		地　点		时　间	
实训项目	实训考查要点	分值	小组评分	教师评分	最终得分
烧伤的处理	识别烧伤类型	10			
	选择处理方法	20			
	进行烧伤处理	60			
	无菌观念、防护意识	10			
合　计		100			

典型工作任务五　旅客急性中毒的处理

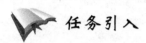 **任务引入**

××年×月×日,在铁路×××次列车上,一名旅客突然腹痛难忍,上吐下泻,情况非常紧急。

请思考:

列车工作人员遇到这种情况时应该如何判断并采取什么急救措施?

 知识准备

在人类的工作环境或社会生活环境中,经常存在一些对人体健康有危害的因素,其中包括物理性的、化学性的、生物性的、心理性的,等等。

有毒化学物质进入体内,在效应部位积累到一定量,导致体内组织器官发生器质损害或功能障碍时,称为中毒。能与生物体相互作用,使机体产生病变的化学物质,称为毒物。毒物引起中毒的最小剂量称为中毒量,引起中毒死亡的最小剂量称为致死量。毒物根据来源和用途分为工业性毒物、药物、农药、有毒动植物。中毒可分为急性和慢性两大类,主要由接触毒物的毒性、剂量、浓度、侵入途径和时间决定。短时间内吸收超限量的毒物,可引起急性中毒。急性中毒发病急骤,症状严重,变化迅速,若不积极治疗可出现发绀、呼吸困难、休克、昏迷等症状,甚至引起死亡。长时间吸收小量毒物,可引起慢性中毒。慢性中毒起病缓慢,病程较长,缺乏中毒的特异性诊断指标,容易误诊和漏诊。

一、病因和中毒机制

(一)中毒原因

1. 职业性中毒

在劳动生产过程中,有些原料、中间产物和成品是有毒的,如果不注意劳动保护,与毒物密切接触可发生中毒。在化学物质的生产、保管、运输及使用过程中,如不遵守安全防护制度,也可能发生中毒。

2. 生活性中毒

在误食、意外接触有毒物质,用药过量等情况下,过量毒物进入体内,都可引起中毒。

(二)毒物的吸收、代谢和排泄

毒物主要通过呼吸道、消化道、皮肤和黏膜等途径侵入体内。在工农业生产中,毒物主要以烟、粉尘、雾、蒸汽、气体的形式由呼吸道吸入。肺泡的吸收能力很强,仅次于静脉注射的吸收速度。生活性中毒,毒物大多数是经口食入,由胃肠道黏膜吸收,也可经口咽黏膜吸收。由呼吸道进入的毒物很少,主要是一氧化碳。少数脂溶性毒物,如苯胺、四乙铅、有机磷农药等可通过完整的皮肤、黏膜侵入。脂溶性越大的毒物越容易穿透皮肤。毒蛇咬伤时,毒液可经伤口进入体内;毒物被吸收后进入血液,分布于全身。

肝、肾对毒物具有很大的亲和力,积聚的毒物也最多。肝是毒物在体内代谢转化的主要场所。毒物在肝内通过氧化、还原、水解、结合等反应进行代谢。大多数毒物经代谢后毒性降低,这是解毒过程。但也有少数毒物经代谢后毒性反而增强,如对硫磷氧化成对氧磷,其毒性比原毒物毒性大数倍。

有毒气体和易挥发的毒物被吸收后,一部分以原形经呼吸道排出,大多数经肾从尿中排出;很多重金属(如铅、汞、锰)以及生物碱由消化道黏膜排出;少数毒物可经皮肤排出,有时可引起皮炎。此外,有些毒物可随唾液、乳汁排出。有些毒物排出缓慢,蓄积在体内某些器官和组织内,当再次释放入血时可产生再次中毒。

(三)影响毒物作用的因素

1. 毒物的理化性质和量

毒物的量越大,作用越快;空气中毒物的颗粒越小,挥发性越强、溶解度越大,则吸入肺内量越多,毒性也就越大。一般来说,气态毒物作用最快,液态毒物次之,固态毒物再次之。

2. 个体的易感性

个体对毒物的敏感性不同,这与性别、年龄、营养、健康状况、特异性、是否过敏体质、生活习惯等因素有关。

3. 毒物进入机体的途径

一般毒性作用速度顺序是静脉注射＞呼吸道吸入＞腹腔注射＞肌内注射＞皮下注射＞口服＞直肠灌注。

(四)中毒机制

有毒物质的种类繁多,其作用不一,可概括为局部作用和全身作用。

1. 局部刺激、腐蚀作用

强酸、强碱可吸收组织中的水分,并与蛋白质或脂肪结合组织细胞变性、坏死。

2. 缺氧

一氧化碳、硫化氢、氰化物等毒物通过不同的途径阻碍氧的吸收、转运或利用。脑和心肌对缺氧敏感,易发生损害。

3. 麻醉作用

有机溶剂和吸入性麻醉药有强亲脂性,容易通过血—脑屏障,进入脑内而抑制脑功能。

4. 抑制酶的活力

酶是生命过程不可缺少的主要物质,毒物可通过竞争性抑制或非竞争性抑制使酶失活,如有机磷杀虫药抑制胆碱酯酶,氰化物抑制细胞色素氧化酶,重金属抑制含巯基的酶等。

5. 干扰细胞或(和)细胞器的生理功能

例如,四氯化碳在体内经酶催化而形成自由基,作用于肝细胞膜中的不饱和脂肪酸,产生脂质过氧化,使线粒体、内质网变性,致使肝细胞坏死。

6. 受体的竞争

例如,阿托品阻断毒蕈碱受体。

二、临床表现

各种中毒症状和体征取决于各种毒物的毒理作用和机体的反应性。不同化学物质引起的急性中毒可有不同的表现。

1. 皮肤、黏膜表现

(1)皮肤及口腔黏膜灼伤,见于强酸、强碱、甲酚皂溶液等腐蚀性毒物灼伤。硫酸灼伤皮肤黏膜痂皮呈黑色,盐酸痂皮呈棕褐色,硝酸痂皮呈黄色。

(2)发绀。引起氧合血红蛋白不足的毒物可产生发绀。麻醉药、有机溶剂抑制呼吸中枢,刺激性气体引起肺水肿等都可引起发绀。亚硝酸盐和苯胺、硝基苯等中毒能产生高铁血红蛋白症而出现发绀。

(3)黄疸。四氯化碳、毒蕈、鱼胆中毒因损害肝,可致黄疸。

(4)颜面潮红,见于阿托品、乙醇、苯丙胺等中毒。

(5)樱桃红色,是一氧化碳中毒特征性表现。

2. 眼部表现

(1)瞳孔扩大,见于抗胆碱能药物(如阿托品、莨菪碱类)中毒、肾上腺素能药物(如苯丙胺、麻黄碱)中毒、胰岛素、乌头、蛇毒等中毒。

(2)瞳孔缩小,见于有机磷杀虫药、氨基甲酸酯类杀虫药中毒,吗啡、海洛因、麻醉药、安眠药、毒蕈等中毒。

(3)视神经炎,见于甲醇中毒。

3. 神经系统表现

(1)昏迷,见于麻醉药、催眠药等中毒,一氧化碳、硫化氢、氰化物等中毒,高铁血红蛋白生成性毒物中毒,各种农药中毒等。

(2)谵妄、精神失常,见于阿托品、乙醇、抗组胺药中毒和戒断综合征等。

(3)惊厥,见于剧毒灭鼠药中毒,有机氯杀虫药、异烟肼中毒。

(4)瘫痪,见于三氧化二砷、可溶性钡盐、河豚和蛇毒中毒等。

(5)肌纤维颤动,见于有机磷杀虫药、氨基甲酸酯杀虫药中毒。

4. 呼吸系统表现

(1)呼吸有气味。有机磷农药中毒者呼出的气体有蒜臭味;甲酚皂溶液有苯酚味;硫化氢有蛋臭味;氰化物有苦杏仁味;硝基苯有鞋油味。

(2)呼吸加快。例如,水杨酸类、甲醇等中毒致呼吸中枢兴奋。

(3)呼吸浅慢、麻痹。麻醉药、阿片类毒物、催眠药中毒可致呼吸中枢过度抑制。

(4)肺水肿。例如,刺激性气体、有机磷杀虫药、磷化锌、百草枯等中毒,可致肺水肿。

5. 循环系统表现

(1)心律失常。洋地黄、夹竹桃、乌头等兴奋迷走神经,拟肾上腺素药、三环类抗抑郁药等兴奋交感神经,这些药物及氨茶碱等中毒可引起心律失常。

(2)休克。原因有:①剧烈的吐泻导致血容量减少,见于三氧化二砷中毒。②由于严重的化学灼伤后,血浆渗出导致血容量减少,见于强酸、强碱等中毒。③毒物抑制血管舒缩中枢,引起外周血管扩张,有效血容量不足,见于三氧化二砷、巴比妥类等中毒。④心肌损害,见于依米丁、锑、砷等中毒。

(3)心搏骤停。可能由于:①毒物直接作用于心肌,见于洋地黄、奎尼丁、氨茶碱、锑剂、依米丁等中毒。②缺氧,多见于窒息性毒物中毒。③低钾血症,见于可溶性钡盐、棉酚、排钾性利尿药等中毒。

6. 消化系统表现

(1)呕吐,见于有机磷、毒草、毒扁豆、洋地黄、重金属盐中毒。

(2)腹泻,见于毒草、巴豆、有机磷、蓖麻子、秋水仙碱、磷、砷、汞化合物中毒。

(3)腹绞痛,见于铅、有机磷、毒草、乌头碱、砷、汞、磷化合物中毒。

(4)急性上消化道出血,见于强酸、强碱、激素、吲哚美辛、非那西丁、四环素、对乙酰氨基酚、秋水仙碱、水杨酸、百草枯(农药)中毒。

(5)肝脏损害,见于毒蕈、四氯化碳、磷、对乙酰氨基酚、某些抗癌药、抗生素中毒。

7. 泌尿系统表现

(1)肾小管坏死,见于升汞、四氯化碳、头孢菌素类与氨基糖苷类抗生素、毒蕈、蛇毒、生鱼胆等中毒。

(2)肾缺血。导致休克的毒物可引起肾缺血。

(3)肾小管堵塞。氰化物中毒可引起血管内溶血,致使游离血红蛋白由尿排出时而堵塞肾小管;磺胺结晶也可堵塞肾小管。

8. 血液系统表现

(1)溶血性贫血,见于砷化氢、苯胺、硝基苯等中毒,严重者可发生血红蛋白尿和急性肾衰竭。

(2)白细胞减少和再生障碍性贫血,见于氯霉素、抗癌药、苯等中毒以及放射病。

(3)出血,见于阿司匹林、氯霉素、抗癌药等引起血小板量或质的异常;由肝素、双香豆素、水杨酸类、敌鼠、蛇毒等引起的凝血功能障碍。

9. 代谢性紊乱

(1)代谢性酸中毒,见于水杨酸、乙二醇、双缩脲、甲醇中毒。

(2)低血糖,见于乙醇、毒蕈、秋水仙碱、磺胺类药物中毒。

(3)高温,见于阿司匹林、砷、钴、氯化铜、铅、锌等中毒。

(4)低血钾,见于利尿药、毒蕈、秋水仙碱、三氯乙烯、洋地黄抗生素中毒所致呕吐、腹泻而丢失。

三、急救原则

1. 治疗原则

(1)立即终止接触毒物。

(2)清除体内尚未吸收或已被吸收的毒物。

(3)如有可能,使用特效解毒药。

(4)对症治疗。

2. 治疗措施

在急性中毒的治疗过程中,情况危重时,首先应维持有效的呼吸、循环功能和生命体征的稳定。

(1)立即终止接触毒物

①吸入性中毒:应立即将患者撤离中毒现场,转移到空气新鲜的地方,注意保暖解衣领,保持呼吸道通畅。

②接触性中毒:立即脱去污染的衣服,用清水冲洗接触部位的皮肤,特别注意毛发、指甲缝及皮肤皱褶处的清洗。一直清洗到接触部位皮肤无毒物味,且冲洗后水清,无颜色和气味,一般至少冲洗 30 min,避免使用热水冲洗。溅入眼内的毒物,立即用大量清水彻底冲洗。

③口服中毒:应立即阻止服用,并给予洗胃。

(2)清除体内尚未吸收的毒物

早期清除经口进入胃肠道尚未吸收的毒物,对改善病情最重要。越早、越彻底,预后越好。常用催吐法,医务人员可使用洗胃、灌肠法。

四、健康教育

1. 普及防毒知识

在厂矿、农村、城市居民中结合实际情况,向群众介绍有关中毒的预防和急救知识,同时因地制宜地进行防毒的健康教育,如农村使用农药季节宣传预防农药中毒的知识。

2. 不吃有毒或变质的食品

变质韭菜、菠菜等含较多硝酸盐,进入肠道后被细菌还原为亚硝酸盐,吸收后使血红蛋白氧化为高铁血红蛋白,导致机体缺氧,故变质韭菜、菠菜等蔬菜不可食用。苦井水含较多的硝酸盐和亚硝酸盐,应禁食。另外,不要用镀锌器皿存放食品。棉籽油含有棉酚,为工业用油,不可食用。大量食用未成熟(青紫皮马铃薯)或发芽马铃薯可引起急性中毒。不可食用少许发芽马铃薯,应深挖其发芽部分,并浸泡半小时以上,才可煮炒食用。有些植物(如蕈类),若不能辨认有无毒性,不可进食;有些动植物(如河豚、木薯、附子等)要经过适当处理,消除毒性后方可食用。

3. 加强毒物管理和个人防护

严格遵守毒物的防护和管理制度,加强毒物的保管。在化学物质的生产过程中,应采用机械化、自动化、管道化、密闭化的设备,防止毒物"跑、冒、滴、漏"。厂矿中有毒物的车间和岗位加强通风,以排出毒物。按照车间空气中毒物最高允许浓度的规定,注意废气、废水、废渣的治理。喷洒农药、使用灭鼠药、抢救意外事故,或进入空气中含有高浓度毒物的场所时,要加强个人防护,穿防护衣服,戴防毒面具。农药中杀虫剂和杀鼠剂毒性很大,也要加强保管。装杀虫剂的容器要加标志,投放鼠药也应有标志,以免误食。

 任务训练——急性中毒的处理

一、实训设计

(一)实训目的和要求

1. 练习基本的中毒处理方法。

2. 掌握各类食品、药品中毒的处理方法。

（二）实训内容

情景模拟：旅客急性中毒的处理方法。

二、实训步骤

（一）实训前准备

脚本撰写：旅客在 G×× 次列车上，进食过午餐后突发腹痛、呕吐等症状，工作人员应如何处理？

角色扮演：学生分组，分别扮演腹痛旅客、列车员、列车长、乘警等。

（二）实训

根据实际实训设计列车上旅客发生中毒（不同旅客、不同中毒类型）的现场应急处置脚本，并分组进行模拟演练。（需包含餐车食物及自带食物）

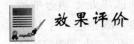 效果评价

急性中毒的处理训练评分表

姓　名		地　点		时　间	
实训项目	实训考查要点	分值	小组评分	教师评分	最终得分
急性中毒的处理	识别中毒表现	10			
	一般处理	60			
	特殊处理	20			
	健康宣教	10			
合　计		100			

典型工作任务六　旅客中暑的处理

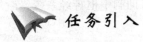 任务引入

××年8月×日，×××次旅客列车空调故障，列车温度很快上升到36℃以上，有旅客出现了头晕、眼花、胸闷等症状，情况非常紧急。

请思考：

列车工作人员遇到这种情况时应该如何判断并采取什么急救措施？

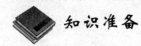 知识准备

中暑是指人体处于高热和湿度较大的环境中，以体温调节中枢障碍，汗腺分泌功能衰竭和水、电解质丢失过多为特征的一组急性疾病。

一、病因和发病机制

（一）病因

对高温环境的适应能力不足是导致中暑的主要原因。在大气温度升高（＞32 ℃）、湿度较大（＞60％）环境中，长时间工作或强体力劳动，又无充分防暑降温措施，同时缺乏对高热环境适应能力者，极易发生中暑。中暑的诱发因素有：①抵抗力较差者，如老年人、长期卧床者、营养不良者、产妇等；②过度劳累；③肥胖；④饮酒、饥饿、失水失盐、环境不适应；⑤患有某些疾病，如糖尿病、心血管疾病、先天性汗腺缺乏症、帕金森病、智能低下、甲状腺功能亢进以及广泛性皮肤损害（如硬皮病、皮肤烧伤后瘢痕形成等）；⑥服用某些药物（如阿托品、巴比妥、氯丙嗪等）。总之，在室温较高、通气不良、空气潮湿的环境中容易发生中暑。

（二）发病机制

1. 体温调节

正常人体温度相对恒定，是在下丘脑体温调节中枢的调控下，产热和散热处于动态平衡，使体温维持在正常范围。人体产热主要来自体内氧化代谢过程，运动和寒战也能产生热量。当体温升高时，皮肤血管扩张，血流量增加。人体皮肤通过以下方式散热：①辐射、对流、传导：室温在 15～25 ℃时，辐射是人体散热的主要方式，约占散热量的 60％；其次为对流，占 12％；再次为传导，占 3％。②蒸发：在高温环境下，蒸发是人体主要的散热方式，蒸发 1 L 汗液散热 2 427.3 kJ（580 kcal）。湿度大于 75％时，蒸发减少。相对湿度达 90％～95％时，蒸发完全停止。③其他：呼吸和排泄大小便均可散热。

2. 中暑机制

由于机体散热受阻，虽大量出汗亦不足以散热，过量的热积蓄于体内，引起组织和器官功能障碍，导致体温调节中枢功能失调、汗腺分泌功能衰竭，体温迅速升高，发生热射病。若强烈阳光长时间直接照射头部，可穿透头皮和颅骨，大脑温度增高达 40 ℃以上，引起脑组织充血、水肿，引发日射病。由于散热而大量出汗及皮肤血管扩张，引起失水、失盐，致使血容量不足，外周循环衰竭，大量钠盐丢失，引起肌肉痉挛而发生热痉挛。由于大量出汗及皮肤血管扩张，又可导致血液重新分布，心脏负荷加重，引起心力衰竭；消化道血流量减少，胃液分泌不足而影响食欲；肾血流量减少，肾小球滤过率下降，引起肾功能不全。高温还可抑制中枢神经系统，导致注意力不集中、反应迟钝、嗜睡甚至昏迷。

二、临床表现

按病情轻重可分为：

（一）先兆中暑

高温下工作或生活，出汗较多，可产生疲乏、头昏、眼花、胸闷、心悸、恶心、呕吐，体温正常或低热。如及时到阴凉处休息，补充水、盐后，短时间便可恢复。

（二）轻症中暑

除先兆中暑症状外，尚有面色潮红、皮肤干热，或出现循环衰竭的早期表现，如大汗淋漓、面色苍白、脉搏细速，体温 38 ℃左右。经有效治疗，3～4 h 即可恢复。

(三)重症中暑

按发病机制和临床表现又可分为:

1. 热射病

热射病由于体内热蓄积过多而引起,主要表现为高热、无汗及昏迷。常见于健康年轻人,在高温环境下劳动,因通风不良,防暑降温措施不当,工作数小时后即可发病;年老、体弱、患有慢性疾病者,即使静坐家中,也可在持续高温数天还未完全适应时发病。一般先出现先兆中暑症状,但亦可突然发病,体温高达 40 ℃以上;颜面潮红,皮肤灼热、无汗;嗜睡或谵妄,甚至昏迷、惊厥;瞳孔缩小(晚期放大),对光反射迟钝;呼吸浅快;脉搏加速,脉压增大,血压下降或有心律失常。严重者可出现脑水肿、心力衰竭、肺水肿、肝肾衰竭、休克、代谢性酸中毒、弥散性血管内凝血,可在数小时内因并发症而死亡。

2. 日射病

日射病是由于头部直接受强烈阳光辐射的结果,主要表现为剧烈头痛,可伴有头晕、眼花、耳鸣、呕吐、烦躁不安,甚至昏迷、惊厥,体温正常或略增高。

3. 热衰竭

热衰竭指由于大量出汗及皮肤血管扩张,心血管对高温不能发生相应的反应,引起血容量不足、外周循环障碍。多见于刚从事高温作业,尚未适应气候者,心脏功能不全及血管舒张功能不适应高温者,服用利尿药或饮水不足的年老、体弱者。热衰竭起病较急,先出现先兆中暑症状,继而面色苍白、冷汗淋漓、脉搏细弱、血压偏低、心律失常;可有晕厥、抽搐、瞳孔散大;重者出现循环衰竭。体温一般不高。

4. 热痉挛

热痉挛指由于失盐过多,引起肌肉痉挛性疼痛。多见于健康青壮年,常在强体力劳动、大量出汗后发病,或在冷水沐浴后出现肌肉痉挛及疼痛。肌肉痉挛好发于活动较多的四肢和腹部,以腓肠肌最多见,呈对称性,为短暂的间歇性发作,可自行缓解。腹直肌、肠平滑肌痉挛可引起腹内绞痛;膈肌痉挛可引起呃逆。

总之,在临床上,热射病、日射病、热衰竭和热痉挛可同时存在,不能截然分开。

三、急救原则

(一)先兆中暑和轻症中暑

使患者迅速脱离高温现场,转移至阴凉、通风处或电扇下休息或静卧,有条件者最好能移至空调室内,以增加辐射散热,还可口服含盐清凉饮料及对症处理,并可选用人丹、十滴水、藿香正气丸等。有循环衰竭的早期症状者,可给予葡萄糖或等渗盐水静脉滴注。

(二)重症中暑

使患者迅速脱离高温现场,快速降温。降温速度决定患者预后,通常在 1 h 内使直肠温度降至 37.8~38.9 ℃。

1. 降温治疗

降温治疗包括体外降温、体内降温和药物降温。

(1)体外降温。

①迅速将患者转移到通风良好的低温环境,脱去衣服,进行按摩,促进散热。

②冰水、乙醇擦浴:在头、颈、腋窝、腹股沟等大血管走行处放置冰袋,用加入少量乙醇

(5%～10%浓度)的冰水反复擦拭全身皮肤。

③冰水浸浴:患者取半卧位,躯体和四肢浸于 4 ℃水中,水面与患者乳头连线平齐;同时按摩四肢,使血管扩张,血液循环加快。每 15 min 将患者抬出水面,测量肛温,如降至 38.5 ℃以下,暂停浸浴;肛温回升,可再次冷水浸浴或冰水擦浴。

(2)体内降温。

体外降温无效者,可用冰盐水进行洗胃或直肠灌洗,也可用 20 ℃或 9 ℃无菌等渗盐水进行血液透析或腹膜透析,或将自体血液外冷却后回输体内降温。此外,还可用 4 ℃的 5%葡萄糖盐水 1 000 mL 经股动脉以 26.7 kPa(200 mmHg)的加压向心性推注,可使体温在 15～30 min 后下降 3 ℃左右。体温下降标准为肛温 38 ℃,防止反跳和过低。此法可使血压上升,因而仅适用于紧急情况。

(3)药物降温。

氯丙嗪能抑制体温中枢,降低代谢,减少产热;扩张血管,加速散热;降低氧耗,减少脑缺氧性损害;松弛肌肉,防止肌肉震颤,抑制机体对寒冷的刺激反应。与物理降温同时应用,可减少或避免物理降温引起的寒战。氯丙嗪常用剂量为 25～50 mg,加入 5%葡萄糖盐水 500 mL 中静脉滴注,1～2 h 内滴完,以肛温降至 38.5 ℃为宜。

2. 对症治疗

(1)保持呼吸道通畅,吸痰,供氧,抽搐时注射地西泮。

(2)纠正水、电解质及酸碱失衡,血容量不足者补液。

(3)低血压或休克,可用升压药;心力衰竭可用洋地黄类;有感染者选用抗生素;脑水肿者宜静脉注射甘露醇和呋塞米;弥散性血管内凝血者可用肝素。

(4)必要时,短期内应用糖皮质激素。

(5)肝功能衰竭合并肾衰竭患者,应早期快速给予 20%甘露醇 250 mL,或呋塞米 20 mg静脉注射,保持尿量 30 mL/h 以上。必要时,可行血液透析或腹膜透析治疗。肝功能衰竭者可行肝移植。

四、健康教育

(1)加强防暑降温的宣传,夏季向居民介绍防暑知识,居住处要通风,降低室温,老年人、产妇、体弱及慢性病患者对高温耐受性差,应给予特别照顾。一旦出现中暑症状应及时治疗。

(2)高温作业车间在夏季来临前,应为工作人员做体格检查,发现心脏病、高血压病、肝、肾疾病等慢性病患者及老年体弱者,要加强观察,下车间巡回医疗。必要时减轻他们的工作。高温环境应减轻重体力劳动强度;改善劳动条件,加强隔热、通风等降温措施,补充含盐饮料,每天供水 4～5 L、盐 10 g 左右。饮食中要增加维生素 C 的含量。

(3)中暑若能及早诊断,及时治疗,短期即可恢复。年老体弱或伴慢性病的重症中暑者,特别是热射病(中暑高热),若抢救不及时,病死率较高,预后不佳。

 任务训练——旅客中暑的处理

一、实训设计

(一)实训目的和要求

1. 识别旅客中暑的临床表现。

2. 掌握中暑的处理方法。

(二)实训内容

情景模拟:××××列次车上,某老年女性旅客中暑及处理方法。

二、实训步骤

(一)实训前准备

脚本撰写:旅客在××××次列车刚驶离××站,某老年女性旅客在站台暴晒后,现头晕胸闷无汗,如何处理?

角色扮演:学生分组,分别扮演中暑旅客、列车员、列车长、乘警等。

(二)实训

根据实际实训设计列车上旅客发生中暑的现场应急处置脚本,并分组进行模拟演练。

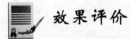 **效果评价**

旅客中暑的处理训练评分表

姓　名		地　点		时　间	
实训项目	实训考查要点	分值	小组评分	教师评分	最终得分
旅客中暑的处理	识别中暑的临床表现	20			
	中暑处理	50			
	中暑程度分析及处理反思	30			
合　计		100			

 复习思考题

1. 小儿急病有哪些?

2. 如何辨识孕妇、老年人急病?

3. 昏迷、休克的区别有哪些?

4. 昏迷的急救处置措施有哪些?

5. 外伤处理的原则有哪些?

6. 甲、乙、丙类药箱配备的区别有哪些?

7. 外伤处理有哪些注意事项?

8. 骨折患者包扎、转运、止血、固定的正确顺序是什么?理由是什么?

9.《铁路红十字药箱配备标准及使用原则》对药箱的管理有哪些要求?

10. 基础生命支持包含哪些?

11. 心肺复苏操作中,A、B、C分别代表什么?顺序是什么?

12. 如何找寻 AED 设备?

13. 心肺复苏中单人操作胸外按压与人工通气比例是多少?

14. 高质量的胸外按压,按压频率是多少? 按压深度需达到多少?
15. 烧伤深度分为几度? 分别有什么表现?
16. 轻、中、重、特重烧伤如何判定?
17. 烧伤的现场急救包含哪些方法?
18. 化学烧伤如何处理?
19. 烫伤和烧伤是什么关系? 如何处理?
20. 急性中毒的原因一般有哪些?
21. 哪些食物易造成中毒?
22. 旅客中毒后急救原则有哪些? 应如何处理?
23. 如何对旅客进行急性中毒的健康宣教?
24. 中暑一般有哪些临床表现?
25. 中暑按病情轻重可分为哪几类?
26. 旅客中暑后急救原则有哪些? 应如何处理?
27. 如何对旅客进行中暑的健康宣教?

项目三　铁路列车病媒生物防治

 学习目标

1. 知识目标
● 掌握消毒的种类及常用消毒方法
● 掌握常见列车病媒生物防治方法
● 了解病媒生物的危害
2. 能力目标
● 能识别常见病媒生物
● 学会列车常见病媒生物的防治措施;学会消毒技术
3. 素质目标
● 讲究卫生、爱护环境,有防病意识
● 态度和蔼、服务热情,有沟通协调能力

典型工作任务一　了解常用消毒种类及方法

 任务引入

　　微生物普遍存在于人体和周围生存的环境中。在列车上及各种突发事件处理的过程中,如不采取有效措施,微生物可通过直接接触、飞沫和空气传播进入伤口,引起感染。被沾染的伤口是否发生感染,一方面取决于细菌的数量和毒性,另一方面取决于机体抗感染能力、免疫系统功能、原有的疾病、创伤性质等因素。

　　无菌术是针对可能的感染来源和途径采取的一种预防措施,包括灭菌法、消毒法、操作规则及管理制度等。

　　灭菌是指杀灭或清除传播媒介上的一切微生物。消毒是指杀灭或清除传播媒介上病原微生物和其他有害的微生物,使其达到无害化的处理,并不要求清楚或灭杀所有微生物(如芽孢等)。有关的操作规则和管理制度则是在实践中总结出来的规范,目的是保证已经灭菌的物品、已作消毒准备的工作人员和已消毒的区域不再被污染。

　　随着铁路的迅猛发展,为人们出行带来了极大便利的同时,2020年新冠疫情的发生,也对疫情防控和消杀工作提出了更高的要求。铁路列车的疫情防控工作难度较大,面对疫情防控工作的复杂性、艰巨性和长期性,如何采取综合有效的防治措施,仍是未来工作的重点。

请思考：

1. 常用的消毒方法有哪些？

2. 如何对列车进行预防性消毒？

3. 不同污染对象如何选择消毒方法？

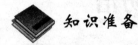 **知识准备**

一、消毒的种类与方法

(一)消毒的种类

消毒一般分为疫源地消毒和预防性消毒。

(二)消毒方法

常用消毒方法可分为机械方法、物理方法、化学方法和生物方法等。生物方法是利用一些生物及其产生的物质来杀灭或清除病原微生物。例如，传统的污水净化可通过缺氧条件下厌氧微生物的生长来阻碍需氧微生物的存活；粪便、垃圾的发酵堆肥，可利用嗜热细菌繁殖时产生的热杀灭病原微生物。利用生物因子去除病原体，作用缓慢，而且灭菌不彻底，一般不用于传染病疫源地消毒，故消毒主要应用物理及化学方法。

根据消毒杀灭微生物种类的作用强弱，可将各种物理和化学消毒方法分为灭菌、高效、中效、低效四种消毒方法。具有不同消毒效果的化学消毒剂也分为高效、中效和低效三种。

机械的消毒方法包括用肥皂和清水或其他洗涤剂清除物品和皮肤上的污垢和细菌，剃除伤口皮肤周围的毛发等。虽然达不到灭菌的目的，但都是不可缺少的先行步骤，为随后采用的具体措施提供必备的条件。

1. 物理消毒法

物理消毒法包括热力、紫外线、红外线、超声波、高频电场、高压蒸汽、真空及微波等，常用热力及紫外线。热力消毒包括火烧、煮沸、蒸汽、干热灭菌等，能使病原体蛋白凝固变性，失去正常代谢功能。

2. 化学消毒法

化学消毒法是用各种具有消灭微生物和病原体的化学药物进行消毒、灭菌的方法。常用的化学消毒剂有以下几种：

(1)含氯消毒剂：含氯石灰(漂白粉)、次氯酸钠、氯胺T及二氯异氰尿酸钠等。

(2)氧化消毒剂：过氧乙酸、臭氧、高锰酸钾等。

(3)醛类消毒剂：甲醛、戊二醛等。

(4)杂环类气体消毒剂：环氧乙烷、环氧丙烷等。

(5)碘类消毒剂：2.5%碘酊及0.5%碘附等。

(6)醇类消毒剂：75%乙醇及异丙醇等。

(7)酚类消毒剂：苯酚、甲酚等。

(8)胍类消毒剂：氯己定。

(9)季铵盐类消毒剂：阳离子表面活性剂，如苯扎溴铵。

三、各种污染对象的常用消毒方法

1. 地面、墙壁、门窗

对细菌繁殖体和病毒的污染，用0.2%～0.5%过氧乙酸溶液，或者500～1 000 mg/L二溴海因溶液，或者含有效氯1 000～2 000 mg/L的含氯消毒剂溶液喷雾。

2. 空气

经密闭后，对细菌繁殖体和病毒的污染，每立方米用15%过氧乙酸溶液7 mL（1 g/m³）；对细菌芽孢的污染用20 mL（3 g/m³），放置在瓷或玻璃器皿中加热蒸发，熏蒸2 h，即可开门窗通风，或以2%过氧乙酸溶液（8 mL/m³）气溶胶喷雾消毒，作用30～60 min。

3. 衣服、被褥

被细菌繁殖体或病毒污染时，耐热、耐湿的纺织品可煮沸消毒30 min，或用流通蒸汽消毒30 min，或用含有效氯250～500 mg/L的含氯消毒剂浸泡30 min；不耐热的毛衣、毛毯、被褥、化纤、尼龙制品等，可采取过氧乙酸熏蒸消毒。

4. 餐（饮）具

首选煮沸消毒15～30 min，或流通蒸汽消毒30 min。也可用0.5%过氧乙酸溶液，或含有效氯250～500 mg/L的含氯消毒剂溶液浸泡30 min后，再用清水洗净。

5. 食物、瓜果、蔬菜类

可用0.2%～0.5%过氧乙酸溶液浸泡10 min，或用12 mg/L臭氧水冲洗60～90 min。病患的剩余饭菜不可再食用，煮沸30 min后处理，也可焚烧处理。

6. 家用物品、家具、玩具

可用0.2%～0.5%过氧乙酸溶液或含有效氯1 000～2 000 mg/L的含氯消毒剂进行浸泡、喷洒或擦洗消毒。布制玩具尽量做焚烧处理。

7. 纸张、书报

可采用过氧乙酸或环氧乙烷气体熏蒸。过氧乙酸熏蒸消毒时，将欲消毒物品悬挂室内（勿堆集一处），密闭门窗，糊好缝隙，每立方米用15%过氧乙酸7 mL（1 g/m³），放置在瓷或玻璃容器中，加热熏蒸1～2 h。或将被消毒物品置环氧乙烷消毒柜中，在温度为54 ℃，相对湿度为80%条件下，用环氧乙烷气体（800 mg/L）消毒4～6 h，无应用价值的纸张、书报焚烧。

8. 手与皮肤

用0.5%碘附溶液（含有效碘5 000 mg/L）或0.5%氯己定醇溶液涂搽，作用1～3 min。也可用75%乙醇或0.1%苯扎溴铵溶液浸泡1～3 min。必要时，用0.2%过氧乙酸溶液浸泡，或用0.2%过氧乙酸棉球、纱布块擦拭。

9. 运输工具

车、船内外表面和空间可用0.5%过氧乙酸溶液或含有效氯10 000 mg/L的含氯消毒剂溶液喷洒至表面湿润，作用60 min。密封空间，可用过氧乙酸溶液熏蒸消毒。对细菌繁殖体的污染，每立方米用15%过氧乙酸7 mL（1 g/m³），对细菌芽孢的污染用20 mL（3 g/m³）蒸发熏蒸消毒2 h。对密闭空间还可用2%过氧乙酸进行气溶胶喷雾，用量为8 mL/m³，作用60 min。

任务训练——旅客列车传染病突发案例分析

一、场景设计

(一)实训目的和要求

1. 熟悉消毒种类及方法选择。
2. 掌握列车消杀方法。
3. 学会对旅客进行心理疏导和安抚。

(二)实训内容

【案例】 某日某次列车接到通知,乘坐本次列车的某旅行团中有 5 人患有传染性疾病,分别在本列车 13 车厢、15 车厢和 16 车厢,列车途经停车站较多。

问题:

1. 列车当日当次是否需进行消毒,应做何种消毒?
2. 结合案例,谈谈怎样做好对旅客的安抚工作?
3. 列车是否停运? 个人防护工作如何开展?

二、实训步骤

(一)实训前准备

1. 案例准备。
2. 有关列车消杀方法的相关课件、管理规定等。
3. 旅客(模拟人)。

(二)实训步骤

1. 案例阅读。
2. 分组讨论。
3. 汇报交流。
4. 通过角色扮演或使用模拟人练习对旅客做心理疏导及安抚工作。

 效果评价

旅客列车传染病突发案例分析训练评分表

姓　　名		地　　点		时　　间	
实训项目	实训考查要点	分值	小组评分	教师评分	最终得分
旅客列车传染病突发案例分析	个人防护	20			
	案例讨论	30			
	小组汇报	40			
	对旅客的心理疏导及安抚	10			
合　　计		100			

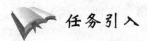

典型工作任务二 了解病媒生物及列车病媒生物防治方法

任务引入

病媒生物不仅可以直接通过叮咬和污染食物等途径影响或危害人类的正常生活,更可以通过多种途径传播一系列的传染病。受到全球气候变暖,全球化、城市化进程的加快,旅游和贸易的快速发展,生态环境的不断改变,杀虫剂抗性等自然、社会及管理等多重因素的影响,病媒生物种类、密度和分布等发生了新的变化,不仅原有的病媒生物性传染病范围扩大、发生频率和强度增加,而且一些新的病媒生物性传染病不断出现。病媒生物性传染病具有传播快、易流行的特点,严重威胁人民的身体健康。近年来一些病媒生物性传染病的暴发流行已对我国形成威胁,因此,加强病媒生物疾病预防控制已成为一个迫切的任务。

病媒生物侵入列车不可避免,其原因比较复杂。例如,客运站和客运列车作为服务乘客的开放性的公共场所,旅客成分复杂,客源的背景都不同,卫生观念也不一样,经常携带的大件货物和行李,导致病媒生物容易进入到车站。另外,客运站和列车上都有许多的餐饮单位,为乘客提供餐食饮品服务,也使病媒生物有了生存繁殖的条件。再者,由于旅客的流动性比较大,不同地区的病媒生物种群可以在不同的车站和列车之间进行传播,相同的病媒生物甚至可以在很多的站车同时滋生。又如,不同车辆的结构、备品和内部设施也不同,导致上车时携带的病媒生物容易滋生在同列车厢环境内。有的列车有很多卫生死角地带或者车型存在比较多的大空隙、管道以及适合滋生病媒生物的材料。另外,由于维修、补充、调度和备用等原因,列车的编组经常会发生变化,一旦出现某列车厢的乘客携带了病媒生物,就会迅速传播到其他的车厢。再者,调动的车厢与入厂入库修理的车厢更容易滋生病媒生物。

病媒生物可以通过交通工具传播疾病,随着交通运输、国际贸易和旅游业的大力发展,这个问题变得更加突出。进入新时代的铁路,不但点多线长、沿途人口密集,呈"走廊式"分布,而且纵跨南北、横越西东,自然环境多变,人流、物流高度活跃。受到人流密度大,人员流动性强,旅客类型多样、复杂,有害生物繁殖具有季节性等因素的影响,铁路列车的病媒生物防治工作具有较大的难度。如何采取综合防治措施,提高列车病媒生物防治水平,仍是未来工作中的一个重要课题。

请思考:

1. 什么是病媒生物?其有什么危害?
2. 病媒生物防治技术主要有哪些?
3. 铁路车站、旅客列车鼠、蟑螂、臭虫、蚊、蝇等如何防治?
4. 如何理解病媒生物防控是铁路站车卫生工作的一项长期、复杂、艰巨的任务?

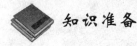

知识准备

一、病媒生物

(一)病媒生物的种类

病媒生物是指那些本身不导致疾病,但通过在不同宿主间传播病原体而导致疾病流行的动物,一般指能传播人类疾病的动物。常见的病媒生物主要包括三类动物,一类是无脊椎动物门蛛形纲的动物,包括蜱、螨等;另一类是昆虫纲的动物,主要有蜚蠊目的多种蜚蠊(蟑螂),双翅目的蚊、蝇、虻、蠓、蚋,蚤目的蚤类和膜翅目的蚂蚁;第三类则是脊椎动物门哺乳动物纲的啮齿动物,俗称鼠类。据调查,我国现有鼠类 180 种,蚊类约 350 种,蝇类 1 386 种,室内蜚蠊 19种,蚤类 520 多种,螨类 534 种,蜱类 110 种,其中很多是病媒生物。

(二)病媒生物的危害

1. 传播疾病

我国幅员辽阔,东西南北自然生态环境迥异,因此我国病媒生物性疾病也非常多。病媒生物至少可以传播几十种人类疾病,如疟疾、登革热、丝虫病、鼠疫、地方性斑疹伤寒、森林脑炎、肾综合征出血热、西尼罗病毒病、流行性乙型脑炎、钩端螺旋体病以及痢疾、伤寒、甲型肝炎等肠道传染病,危害相当严重。在我国法定传染病中,甲类传染病鼠疫,乙类传染病疟疾、登革热、流行性乙型脑炎、流行性脑脊髓膜炎、流行性出血热、布鲁氏菌病、钩端螺旋体病、炭疽、狂犬病等,丙类传染病流行性和地方性斑疹伤寒、黑热病、丝虫病等,都是病媒生物性疾病。

2. 造成巨大的经济损失

有些病媒生物污染食品和粮食,不仅造成疾病的传播,而且造成极大的浪费;有的病媒生物对工业、农业、旅游、电信、水利、仓储、书画、文物等造成破坏,给国民经济带来严重损失。

3. 引起社会动荡

突发公共卫生事件是指突然发生,造成或者可能造成社会公众健康严重损害的重大传染病疫情,或群体性不明原因疾病、重大食物和职业中毒,环境、农产品和水体污染,自然和人为灾害以及其他严重影响公众健康的事件。如 1961 年广东阳江霍乱流行,1988 年上海甲型肝炎暴发,2003 年 SARS 疫情等,病媒生物在其疫情传播流行中起着重要作用,严重冲击人民心理,对社会产生极大的负面影响。

(三)病媒生物性疾病的传播方式

1. 机械性传播

病原体只是机械地从一宿主传播给另一宿主,病原体在媒介生物体内外并不发生明显的形态变化或生物学变化,如由苍蝇、蟑螂、蚂蚁等传播的疾病。

2. 生物性传播

生物性传播,即病原体在媒介生物体内具有发育和(或)繁殖的生物学过程,这是病原体自然循环不可缺少的环节。生物性传播的特点之一是病原体在媒介生物体内,必须经过一定时间(即外潜伏期),完成上述过程才具传播能力,如多数由蚊子传播的疾病。

(四)病媒生物性疾病的流行病学特点

病媒生物性疾病的发生和流行一般具有地域性和季节性。

1. 地域性

病媒生物性疾病是病媒生物传播的,而病媒生物的地理分布,除少数分布在全世界外,大都各有其自然地理区系分布的特点。比如非洲的锥虫病,此病由舌蝇类传播,分布局限于热带非洲一定的地理景观地区,因此该病仅见于非洲的某些地区。另有若干疾病,如疟疾的地理分布广及全世界,但传播疟疾的病媒按蚊则随地区而不同。例如,我国南方山区主要由微小按蚊传播,而中部和北方平原地区则由中华按蚊传播,可见同样是疟疾,各国和各地区的主要、次要病媒蚊种均有不同。

2. 季节性

大部分病媒生物是昆虫,由于昆虫是变温动物,其滋生、生活、繁殖受制于环境条件,特别是温度、湿度、光照和降雨量等气候因素,与其种群的发生和增长具有密切关系。一般病媒生物性疾病的发生常紧随病媒数量的增加而暴发流行,两者的季节消长基本上一致,媒介在前,疾病在后,这是因为在生物性传播中,病原体在病媒体内需要经历外潜伏期。另外,人畜由病媒传染病原体以后至发病也有内潜伏期。两个潜伏期相加约等于媒介种群数量升降曲线和病媒生物性疾病病例数量曲线之间间隔的时间,这仅适用于生物性传播方式的病媒。机械性传播方式则不必经过外潜伏期,间隔时期亦相应地缩短。病媒最适宜的增殖季节和种群数量高峰因种类不同而不同,因此病媒传染病的流行季节亦迥异。例如,一般夏秋季是蚊虫大量滋生繁殖的高峰期,因此蚊媒病高峰也常见于夏秋季。反之,人虱的繁盛季节是冬春,因此虱媒病(如流行性斑疹伤寒)也在冬春最为流行。同样是暖季发生的昆虫,但由于它们的季节高峰不同,疾病流行时期亦常不同。

(五)病媒生物防治技术

病媒生物的防治既是持久而艰巨的任务,也是一项复杂的社会系统工程。应当遵循预防为主、标本兼治、群众治理与专业治理相结合、集中治理与日常治理相结合的原则,坚持政府组织、属地管理、社会参与的工作方针,采取以治理环境、消除病媒生物滋生条件为主、直接杀灭为辅,包括环境防治、物理防治、化学防治、生物防治及其他有效手段组成的一整套控制措施,在有效、经济、简便和安全的原则下,将病媒生物的种群密度控制在不足以对人和环境造成危害的状态,切断病媒疾病的传播途径,预防和控制病媒传染病的发生和流行,保障人类健康。

1. 环境防治

滋生地是病媒生物滋生、繁衍的场所,是病媒生物发生的源头,不同病媒生物的滋生地是不同的。例如,蚊虫的滋生地是水体;蝇类孳生于垃圾堆、粪便等腐败的有机物中;蟑螂藏身于墙壁、家具等各类裂缝中,孳生于温暖、潮湿、靠近水源和食物的场所;鼠类孳生于环境脏、乱、差,而且具有食物来源的场所。清除孳生地是病媒生物防治的治本方法,主要通过改造、清理病媒生物的滋生、栖息环境,造成不利于它们的生存条件,其具体内容包括:①环境改造,如基础卫生设施的改造和修建,阴沟、阳沟和臭水沟的改造等;②环境处理,如清除蚊虫孳生地,或对蚊类孳生地进行水位波动,间歇灌溉,水闸冲刷,以及垃圾、粪便及特殊行业废弃物的无害化处理等;③改善人群居住条件,搞好环境卫生,以减少或避免人、病媒、病原体三者的接触机会,从而减少或防止虫媒病的传播。

2. 物理防治

物理防治是利用机械方式如声、光、电、温度等物理条件,捕杀、诱杀或驱除有害生物。物理防治简便易行,不污染环境,对人、畜平安,长期利用相对费用较低。其中,机械捕杀是利用各类机械装置对病媒生物进行捕杀,为提高捕杀成效,常常会加上诱饵、灯光等各类引诱剂,如鼠夹、鼠笼、蟑螂粘捕盒、灭蚊灯、灭蝇灯等。还可利用各类物理因素(如金属网、板等)阻止病媒生物进入建筑物内的方式,经常使用的方式有防鼠网、挡鼠板、胶帘、风幕机、纱门、纱窗等。

3. 化学防治

化学防治是利用化学合成的杀虫剂、驱避剂、引诱剂来杀灭病媒生物。它具有见效快、使用方便以及适于大规模应用等优点,所以仍然是目前对病媒生物综合防治中的主要手段。但是,随着卫生杀虫剂的大量利用,产生了许多副作用,如人畜中毒、抗药性的产生、环境污染和生态平衡的破坏等。因此,科学合理地利用化学防治是使其在病媒生物防治中发挥重要作用的关键。

(1)化学杀虫剂的类型比较多,常见的有:

①有机磷杀虫剂:敌敌畏、毒死蜱、双硫磷、地亚农、马拉硫磷等。其优点是对昆虫作用全面,既有胃毒和触杀,还有熏杀作用,击倒又快。缺点是挥发快,持效短,对哺乳动物、蜜蜂等益虫毒性大,在使用中不够安全。

②氨基甲酸酯类杀虫剂:特点是击倒快、残效长,对人、畜的毒性一般较有机磷杀虫剂低,无体内积蓄,有的品种对于对有机氯及有机磷杀虫剂有抗性的害虫也有效。常用种类有残杀威、混灭威等。

③合成拟除虫菊酯类杀虫剂:具有广谱,高效,击倒快,许多品种残效短(即对光不稳定),毒性低,生物降解快,安全,对天敌、益虫无害,不污染环境等优点。当前进行实验或试用的有保幼激素类似物(如烯虫酯)和发育抑制剂[如敌灭灵或称灭幼脲Ⅰ号(TH6040)及苏脲Ⅰ号等]。

(2)常用的驱避剂、引诱剂:驱避剂是可使害虫逃离的药剂。这些药剂本身虽无毒杀害虫的作用,但由于其具有某种特殊的气味,能使害虫忌避,或能驱散害虫。如驱蚊油,主要成分为邻苯二甲酸二甲酯,对一般吸血节肢动物都有较好的作用,有效驱避时间为 4～5 h。引诱剂是用于防治节肢动物的一种化学混合物,引诱剂则按害虫种类而异,苍蝇引诱剂有顺-9-碳烯、三甲基胺等的混合物,主要原理是将雌蝇引诱至引诱剂中产卵,然后一举消灭。蟑螂的引诱剂有茴香醛、亚油酸、亚麻酸等。无论是驱避剂还是引诱剂,其本身并无杀虫功能,必须配上杀虫剂才能毒杀害虫。

化学防治是病媒生物防治的一个重要手腕,具有起效快,能迅速降低病媒生物密度的优势。需要注意的是,在进行大规模病媒生物化学防治时,应注意选用低毒、高效、平安的药物,不可选用国家明令禁止的急性药。所有卫生虫害防治所使用的药物必须是国家规定允许使用的卫生杀虫剂,其使用范围、使用剂型、浓度、剂量应符合国家及地方有关要求。药物必须是国家有关主管部门批准生产(具有三证)或已登记进口的卫生杀虫剂的合格产品。

4. 生物防治

利用生物或生物的代谢产物来防治害虫,其特点是对人、畜安全,不污染环境。用于防治的生物可分为两类,即捕食性生物和致病性生物。捕食性生物如养鱼以捕食蚊幼虫。致病性生物的种类较多,以对苏云金杆菌、球形芽孢菌及索科线虫的研究进展较快,它们都能使蚊幼虫致病而死亡。当前的生物防治研究仅限于生物防蚊等少数范围。生物防蚊特异性强而又无副作用。在蚊虫产卵地放养食蚊鱼就是一种最为广泛应用的生物防蚊措施。另外,还有用土壤中细菌杀死蚊虫,用蜻蜓或水体中的寄生线虫或其他生物有机体防蚊的例子。

二、列车病媒生物防治

作为国家的重要基础设施和人们出行的主要交通工具,铁路在我国经济社会发展中起着至关重要的作用。如果病媒生物在站车上滋生、繁衍、传播疾病,会直接影响旅客及工作人员的身体健康,有时甚至会影响铁路声誉及国家形象。因此,站车病媒生物的防治工作对保障旅客的乘车环境、提高客运部门服务质量、树立良好铁路企业形象起着十分重要的作用。

站车主要的病媒生物有鼠、蟑螂、臭虫、蚊、蝇等,下面分别介绍其特征、危害及防治。

(一)鼠害防治

1. 鼠类的特征及对人体危害

鼠可以通过以下方式侵入列车:一是经餐料、备品携带上车;二是行李、包裹挟带上车;三是车辆在厂修、段修过程中爬入列车;四是列车库停、站停时从车门、车厢的连接避风挡缝隙进入或从电线通路、排水管、厕所排便管进入。在空调车里,鼠类分布主要以有食源、水源的膳食烹调区和食品储藏区较高,相对来说以餐车鼠密度较高,旅客车厢次之,行李车厢密度较低。列车鼠巢多分布在餐车、硬座车厢和卧车厢墙壁夹层。鼠夜间活动频繁,繁殖快、行动敏捷且适应力极强。在自然环境中其密度有季节性消长,其正常生理活动的适宜温度是 20~30 ℃,因此,夏秋季密度高,冬季密度低。

鼠是鼠疫、钩端螺旋体、恙虫病、流行性出血热、地方性斑疹、伤寒等多种传染病的传染源或宿主。有时也会咬坏旅客携带的行李、物品,偷食旅客的食物,咬伤旅客。鼠类还会危害列车的车体,其在客车内生存繁殖的同时,不但破坏客车的防寒材料,还常常咬坏列车设备或电缆线,造成安全隐患。

2. 鼠类防治方法

(1)防鼠

防鼠属于生态学灭鼠措施,即断绝鼠粮和消灭鼠藏匿的条件,从而使鼠类增长受到抑制以达到控制鼠害的方法。在车型设计和车辆制造时要考虑到防鼠,如在各种管道口设防鼠网,尽量减少和消除车厢的各类缝隙,以不超过 5 mm 为佳,长途车装餐料的容器使用密闭性好、能防鼠咬的材料,餐料柜的门应严密并设防鼠板,从而减少和杜绝鼠类侵入列车并在列车栖息生存。

(2)灭鼠

①物理方法,即器械灭鼠,包括鼠笼、鼠夹、粘鼠胶、电子捕鼠器等。物理方法是一种行之有效比较适应列车的灭鼠方法,这种方法的优点是安全,鼠尸容易消除,不会腐败发臭污染车厢。经常使用化学灭鼠剂,老鼠产生拒食后应采用器械捕鼠。

②药物灭鼠:一种是急性灭鼠剂,常用的有磷化锌、溴杀灵等,多用于人群活动较少的特定场所,以免造成人畜误食中毒。第二种是抗凝血灭鼠剂。第三种是投放毒饵。第四种是毒水、毒粉,即 0.025% 敌鼠钠盐的水溶液,加 5% 食糖,另加 0.1% 的伊红、亚甲蓝或苯胺黑作警戒色,置于毒水瓶中,投放于鼠栖息处供其饮用;也可以采用粉剂,加适当的滑石粉或硫酸钠,再加染料着色,撒放在室内墙角或鼠洞、鼠道等鼠类经常出没且干燥不易潮的地方,以毒杀老鼠。毒饵因使用方便、成本低廉、效果明显,是列车以往最常使用的灭鼠方法。但目前因适口性、拒食性、抗药性等因素,导致在列车上单纯使用毒饵法灭鼠效果不是很好。无论使用何种灭鼠剂,在鼠害高发的人类活动室内场所,灭鼠后均应尽量搜集鼠尸,集中处理并进行消毒,避免鼠体及寄生虫对环境的污染和对人群的侵害。

(二)蟑螂防治

1. 蟑螂的特征及对人体的危害

蟑螂(图 3-1)学名蜚蠊,属于节肢动物门、昆虫纲、蜚蠊目。蟑螂体扁平,黑褐色,通常中等大小,头小,能活动;触角

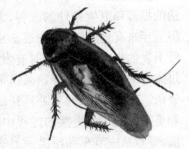

图 3-1 蟑螂

长丝状,复眼发达;翅平,有的种类无翅;不善飞,能疾走。蟑螂喜欢温暖潮湿的环境,常常藏身于各种缝隙中,如各种管道周围,柜橱和抽屉中,甚至电冰箱等家用电器内,使人难以找到它们的踪影。蟑螂作为地球上最古老的动物之一,在长达3亿多年漫长进化过程中,其形态没有多大变化,但其对环境的适应能力得到很大的发展,如它有极强的繁殖力、耐饥饿和杂食性,在各种环境中都极易生存。蟑螂昼伏夜出,扩散能力很强,它既可以夹在物品或食品中被带到车上,也可以主动地爬到各处。

列车上蟑螂主要分布于暖管、垃圾箱、配电柜及水池等地方。蟑螂体表和肠道内携带致病的细菌、病毒、原虫、真菌以及寄生蠕虫的卵,并且通过排泄物、分泌物、呕吐物及体表的致病菌污染食物、器具、物品等,其分泌的臭液留在列车上散发难闻的异味,会破坏旅客的乘车环境。

2. 蟑螂防治方法

(1)防蟑螂

搞好环境卫生,清理卫生死角,清除垃圾、杂物和废弃物,垃圾袋装化并日产日清;清除食物残渣,剩存食物加盖。清理蟑螂滋生场所,堵住门窗、墙壁上的孔洞、缝隙以及户外或邻近房间进入室内的各种管道的孔洞,防止蟑螂进入。

(2)灭蟑螂

①可使用人工捕杀、蟑螂粘捕盒、电杀等物理方法灭蟑。

②在墙角、缝隙、床垫下等隐蔽处用拟除虫菊酯类、氨基甲酸类、有机磷类杀虫剂进行喷洒或在蟑螂藏身的缝隙内采用热烟雾熏杀。

③将毒饵放在蟑螂休息和活动的场所,如碗柜、食品柜、衣柜等一些不适宜喷洒杀虫剂的地方。投药要做到量少、点多、面广,同时要收藏好食品,以提高毒饵的诱杀效果。

④清除卵荚,死蟑螂包起来要连同卵鞘一起烧掉。

蟑螂防治宜采取消除孳生条件、药物防治等综合措施,坚持定期与经常性防治相结合的原则。掌握蟑螂的季节消长规律,在合适的时间与合理的作业点进行重点施药,特别是在冬季时要及时进行杀灭,降低虫口基数,从而防止蟑螂种群密度未来出现高峰。推广使用低毒、高效药物,不应造成对人体健康的危害和车体的损坏,并应避免对环境的污染。必要时对毒饵或正在采取消杀作业的场所设置警示标志,防止人畜中毒。严禁使用国家明令禁止使用的药物,同时应结合所需处理环境的具体情况,科学合理地选择杀虫剂和剂型,并正确施用,必要时还需多种剂型、多种方法同时并用,方可奏效。

(三)臭虫防治

1. 臭虫的特征与及对人类的危害

臭虫(图 3-2)是一种世界性分布的害虫,由于人们生活的提高和卫生条件的改善,大部分地区已无臭虫危害。但近年来有复燃趋势,并逐步侵扰到旅客列车,因臭虫叮咬引发的旅客投诉事件时有发生。臭虫及其虫卵较易通过旅客的衣物、行李等物品携带上车,从而在列车上滋生繁衍。其次,由于列车卧具到站后均需要集中回收、清洗和更换,在回收、更换的过程中常使得臭虫借机大面积泛滥,导致从一节车厢泛滥到另一节车厢,从一趟列车泛滥

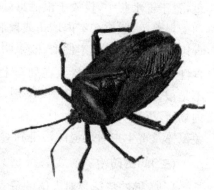

图 3-2 臭虫

到另一趟列车。臭虫多在卧铺包面缝、海绵垫里、木板缝、铺四周角铁与木板接缝,硬席包面与

木板连接缝、木板缝、支架与铺（席）面连接缝,铺底支架横梁处缝隙、铺底包边褶皱处,卧具袋接缝、窗帘扣眼、厢壁缝等处。通常情况下,列车终到入库更换贴身卧具(床单、被罩、枕巾等),如果床毡垫和被芯晾晒、清洗不彻底,易使列车病媒生物难以彻底杀灭,有一定的顽固性、反复性;列车车厢不定期的甩挂重组,易造成臭虫等病媒生物在不同方向车底间传播。臭虫活动范围小,一般在夜间活动。

臭虫吸食人和温血动物的血液,吸血后即逃离,如果被压死后会在床单上留下大量血迹。过敏的人被叮咬后有明显的刺激反应,伤口常出现红肿、奇痒,如搔破后往往引起细菌感染。臭虫有臭腺,分泌物有特殊气味。在自然和实验条件下,曾在臭虫体内检测出和成功感染多种病原体,其中包括立克次体、病毒、细菌和丝虫等,虽然目前尚无确凿证据证明臭虫可作为某些疾病的传播媒介,但上述情况应引起重视。

2. 臭虫防治方法

(1)防臭虫

①细致勘查,重点是出现虫害滋扰事件的车厢铺位、席位缝隙和卧具皱褶。

②做好卧具洗涤场所的虫害防治工作。洗涤场所要专点处理染虫车厢卧具,强化卧具消毒和曝晒,防止卧具夹带臭虫上车。要按照《铁路旅客运输服务质量标准》要求做好列车卧具备品的更换、清洗、保洁工作,要严格执行褥子、垫毯、枕芯、棉被、毛巾被等布制备品的换洗期限规定。对有臭虫危害车厢更换下来的卧具要单独处理,不得与其他车厢卧具混放。卧具清洗前要在阳光下晾晒,晾晒过程中不断抖动或拍打卧具,发现臭虫及时杀灭。卧具清洗过程应有高温措施,必要时可采取煮沸方式。

③反复杀灭,不留死角。对发生3次及以上臭虫滋扰事件或臭虫危害严重的车厢,实行甩车处理,对甩挂的车厢,可采取拆卸铺位的方式,彻底暴露臭虫栖息场所,便于杀灭。

(2)灭臭虫

①采用人工捕杀、用蒸汽发生装置或开水直接浇烫、阳光暴晒、吸尘器吸附等物理方法杀灭臭虫。

②化学防治是大面积消除臭虫危害最直接、有效的手段。按照列车车厢结构和臭虫生物学特征,推荐使用的化学方法有涂刷药剂杀灭法,即使用倍硫磷乳剂或溴氰菊酯、氯氰菊酯涂刷臭虫栖息的缝隙;熏蒸杀灭法,即使用高效氯氰菊酯或其他菊酯类烟雾剂熏蒸列车车厢;滞留喷洒杀灭法,即使用硫磷乳剂或溴氰菊酯、氯氰菊酯喷洒车厢铺位、席位各类缝隙等。所有备品(床单、床垫、被子、被罩、枕芯、枕皮)全部单独收集,装入袋中封口,密封保存,不与其他物品混放,高温杀虫处理。

(四)蚊类防治

1. 蚊类的特征及对人体的危害

蚊类属昆虫纲、双翅目、蚊科,是世界性的有害昆虫。蚊子的生活史包括卵、幼虫、蛹、成虫四部分,蚊子一般把卵子产于水面,两天后孵化成为水生的幼虫,经历4次脱皮后才成长为蛹,漂浮在水面上,最终蛹表皮破裂,幼蚊诞生。雌蚊需要叮咬动物以吸食血液来促进内卵的成熟。成蚊可以从车库经车厢边门、车窗、餐车后厨车窗、车厢连接处的缝隙侵入。由于蚊类具有负趋光性习性,白天光线较强,躲在车厢的座、卧席下面,傍晚光线暗时活动增加,晚上关灯后则活动猖獗。

蚊子的唾液中有一种具有舒张血管和抗凝血作用的物质,它使血液更容易汇流到被叮咬处。蚊子唾液中的物质,让被叮咬者的皮肤出现起包和发痒症状。铁路列车的蚊类以库蚊属的淡色库蚊和致倦库蚊为主,在我国通过蚊类传播的疾病主要有疟疾、流行性乙型脑炎、丝虫病、登革热等,病原体在蚊类体内发育及繁殖,通过叮刺与吸血将病原体带入人体而传播疾病。

2. 蚊类防治方法

从理论和实践上讲,控制蚊类滋扰的关键就是断绝重虫源,彻底消除蚊类滋生地。故清理积水或者对不能清理的水体投放化学缓释剂杀灭蚊蚴,减少蚊类密度。蚊子生长周期中的前三个时期都是在水里进行的,列车没有蚊类滋生的条件。因此,杜绝蚊类登车,是控制旅客列车蚊类的根本措施。列车灭蚊优先使用蚊拍、捕蚊灯等较安全的物理方法,其次再用蚊香、气雾剂、驱避剂等化学工具。

(1)防治蚊类进入列车:①列车到达车站停靠时,应尽量关闭车厢边门。到达终点站旅客下车后应及时关闭边门,减少蚊类侵入;②必须开起车窗时,应安装可拆卸式防蚊纱窗;③餐厅后厨和前厅的车窗应全部关闭。

(2)物理防治:安装纱窗,用电子灭蚊拍、灭蚊灯等方法来防治蚊类。

(3)化学防治:室内可使用蚊香来防蚊,也可用杀虫气雾剂灭蚊。应注意化学杀虫剂有低毒,老人、婴儿及宠物(如鱼类)等尽量不要或少接触杀虫剂。列车窗帘换洗时用药物浸泡,每月一次,可灭蚊和驱蚊。三到十月车厢蚊类密度高峰期间,每月可进行一次药物喷洒。杀虫剂应选择国家规定允许使用的药物。

(五)蝇类防治

1. 蝇类的特征及对人体的危害

双翅目环裂亚目的昆虫通称作蝇类。苍蝇是在白昼活动频繁的昆虫,具有明显的趋光性,夜间则静止栖息。苍蝇的活动受温度影响很大,在4~7℃时仅能爬行,10~15℃时可以飞翔,20℃以上才能摄食、交配、产卵,30~35℃时尤其活跃,35~40℃因过热而停止活动,45~47℃时致死。苍蝇的越冬方式颇为复杂,既能以蛹态越冬,也能以蝇蛆、成虫方式越冬。苍蝇的孳生源主要是人粪类、垃圾类、腐败植物类、腐败动物类。苍蝇的嗅觉十分灵敏,特别喜欢各种腐败的有机物质,也食痰、脓血、汗液等。苍蝇的取食特点是边食、边吐、边拉,而且全身的毛和爪垫的粘毛能携带大量的病原体及寄生虫卵,这是苍蝇传播疾病的主要方式。

苍蝇除侵入室内骚扰及少数蝇种刺蜇吸血外,主要是携带病原体传播疾病,即机械性传播疾病,主要有伤寒、副伤寒、菌痢、细菌性食物中毒、破伤风及化脓性球菌感染等细菌性疾病,脊髓灰质炎、病毒性肝炎、沙眼和天花等病毒性疾病,阿迷巴痢疾等原虫性疾病,蛔虫、蛲虫病和囊虫病等其他寄生虫病。某些蝇类幼虫(蛆)还可以寄生在人、畜体内而导致眼、耳、皮肤、胃和尿道的蝇蛆病。

2. 蝇类防治方法

蝇类防治措施主要有拍打、诱捕、毒饵诱杀、药物喷洒等,由于列车的密闭性较差,且人员流动大,蝇类的化学及物理防治只能起到短时的作用,根本的防治措施仍然是以环境防治为主,通过保持滋生场所的良好环境卫生来限制蝇类生长繁殖。

(1)防蝇

①结合苍蝇主要孳生且栖息于卫生条件较差的环境中的习性,要大力整治环境卫生,清理垃圾,不留死角,消灭蝇类滋生的条件。

②餐车、车厢安装防蝇纱门、纱窗或风帘门、转帘门、风幕机、软帘等,阻止苍蝇飞入。

（2）灭蝇

①采用普通苍蝇拍或电蝇拍拍打，捕虫灯捕蝇。

②采用拟除虫菊酯类卫生杀虫剂，按约定的时间进行超低容量喷杀，并可采用手动、机动喷雾器进行空间喷杀或滞留处理。

③公共环境及孳生地的处理，选用拟除虫菊酯类或有机磷类卫生杀虫剂喷洒或配置毒饵诱杀成蝇。

④垃圾收袋堆放点等场所，可选用有机磷类、拟除虫菊酯类卫生杀虫剂进行滞留喷洒或热烟雾熏杀。

⑤不宜喷洒药物处，则放置捕蝇笼、粘蝇带（纸、绳）粘捕或用蝇拍拍打成蝇。

⑥纱门、纱窗喷洒缓释微胶囊药物。

 任务训练——旅客列车臭虫滋扰案例分析

一、场景设计

（一）实训目的和要求

1. 熟悉臭虫的生活习性，会识别臭虫。

2. 掌握列车臭虫防治方法。

3. 学会对旅客进行心理疏导和安抚。

（二）实训内容

【案例】 ××年 6 月 25 日，某客运段反映，其担当承运的 K×××× 次旅客列车在 24 日夜间运行期间，5 号车厢 12、13 铺发生不明虫体叮咬旅客的事件。在对现场环境严密勘察和对现场工作人员细致询问的基础上，并对现场捕获的虫类进行鉴别，确认是一起臭虫扰客事件。随后，采取了防治措施。

问题：

1. 臭虫侵入列车的途径有哪些？

2. 结合臭虫的特征，说明案例中在列车何处采用什么方法勘察和捕获臭虫？

3. 案例中，对臭虫应采取哪些防治措施？

4. 谈谈你怎样做好对旅客的安抚工作？

二、实训步骤

（一）实训前准备

1. 案例准备。

2. 有关臭虫防治资料准备、多媒体课件等。

3. 旅客（模拟人）。

（二）实训步骤

1. 案例阅读。

2. 分组讨论。

3. 汇报交流。

4. 通过角色扮演或使用模拟人练习对旅客做心理疏导及安抚工作。

 效果评价

旅客列车臭虫滋扰案例分析训练评分表

姓　　名		地　　点		时　　间	
实训项目	实训考查要点	分值	小组评分	教师评分	最终得分
旅客列车臭虫滋扰案例分析	会识别臭虫	20			
	案例讨论	30			
	小组汇报	40			
	对旅客的心理疏导及安抚	10			
合　　计		100			

 复习思考题

1. 消毒有哪几种？

2. 常用的消毒方法有哪些？

3. 地面、墙壁、门窗的消毒方法有哪些？

4. 运输工具的消毒方法有哪些？

5. 说出列车臭虫的来源、滋生场所及识别方法。

6. 列车臭虫如何防治？

项目四　铁路车站及列车卫生

学习目标

1. 知识目标
- 掌握铁路车站及列车废物处理、备品卫生及防疫卫生等知识
- 熟悉铁路运营公共场所空气、消毒、保洁、饮用水、噪声等卫生管理要求
- 了解铁路运营公共场所卫生管理要求及监督等知识
- 了解客车车辆卫生相关知识
- 掌握食物中毒应急处置相关知识
2. 能力目标
- 对工作场所卫生是否达标有初步判断能力
- 有维护铁路车站、列车场所卫生的能力
- 学会职业防护方法
- 能处理食物中毒情况
3. 素质目标
- 同情、关爱传染病患者
- 具有吃苦耐劳的精神及责任意识
- 具有团队合作精神

典型工作任务一　了解铁路车站及列车环境卫生

任务引入

20××年××月××日,旅客李某持有购买的××至北京××次火车票,到××车站检票口检票完毕准备上车时,在站台滑倒摔伤,随后铁路工作人员将李某扶上列车。

请思考:

以上案例中旅客李某的摔伤与车站卫生环境有什么关系?

知识准备

铁路运营属于面向社会公开的公共运输,在公共卫生方面必须按照国家有关法律法规和相关管理规定进行规范管理,如空气、微小气候、水质、采光、照明、噪声、旅客用品用具等要符合卫生标准、规范要求,确保运营场所的公共卫生安全,为旅客提供良好的卫生环境。

一、铁路运营公共场所卫生

铁路运营场所属于公共场所,在经营旅客运输活动中,应当遵守有关卫生法律、行政法规和部门规章以及相关的卫生标准、规范,开展公共场所卫生知识宣传,预防传染病和保障旅客健康。

(一)运营场所公共卫生管理

为创造良好的公共卫生场所条件,预防疾病,保障人体健康,国务院制定发布了《公共场所卫生管理条例》(以下简称《卫生条例》)和《公共场所卫生管理条例实施细则》以下简称《条例细则》。《条例细则》规定铁路部门所属的卫生主管部门负责对管辖范围内的车站、等候室、铁路客车以及主要为本系统职工服务的公共场所的卫生监督管理工作。鼓励和支持公共场所行业组织开展行业自律教育,引导公共场所经营者依法经营,推动行业诚信建设,宣传、普及公共场所卫生知识。铁路企业根据国家对公共场所卫生管理的要求制定针对本行业企业的卫生管理办法。

为适应运输事业的发展,提高车站、旅客列车(以下简称站车)卫生水平,维护广大旅客、铁路职工身体健康,防止传染病借铁路站车传播,保证铁路运输生产安全,铁路主管部门依法制定了关于铁路车站、旅客列车卫生的监督管理办法。随着社会环境及铁路的发展变化,中国国家铁路集团有限公司(以下简称"国铁集团")为进一步提高卫生管理水平,于2020年发布了《铁路车站、旅客列车卫生管理办法》,适用于国铁集团所属铁路运输企业范围内的铁路车站、旅客列车(以下简称站车)食品安全、饮用水卫生、公共场所卫生、疾病防治等公共卫生管理工作。

1. 运营场所设备设施及从业人员要求

站车公共场所应设置与旅客流量相适应且性能良好的卫生设备设施,客运车站应取得公共场所卫生许可证。从业人员应取得有效健康合格证明。新、改、扩建后投入使用的站车公共场所空气质量等应符合国家公共场所卫生标准。站车公共场所应符合法律法规和卫生标准规范要求,建立健全卫生管理制度,加强从业人员培训和健康管理,保持环境整洁、空气清新、清洁卫生、无异味,并按规定进行卫生检测。

2. 运营场所空气要求

铁路经营的公共场所应当保持空气流通,室内空气质量应当符合国家卫生标准和要求。使用集中空调的站车公共场所,空调运行期间新风、排风系统或设施应正常使用,定期进行设备维护、清洗和消毒,符合国家卫生标准要求。

3. 运营场所清洗消毒要求

铁路站车公共场所公共用品用具配备数量应能满足经营需要,并做好清洁消毒,包括但不限于:①供旅客使用的玩具、电话、电脑键盘及鼠标等公共用品用具应当定期消毒并保持清洁;②公用水杯、果盘、拖鞋及个人吸氧装置,使用前应当清洗消毒并按卫生要求保管,不能保证一客一消毒时应当配置一次性用品;③旅客列车的被单、被套、褥单、枕巾等贴身卧具、用品,应当一客一换;④售票场所应当设立洗手消毒设施,并执行售票员洗手消毒制度。

4. 运营场所卫生要求

铁路公共场所卫生应符合以下要求:①保持清洁,地面无积水、纸屑、烟头、痰迹和杂物,便器内无积便和尿垢,定期进行消毒、杀虫;坐式便器应提供一次性衬垫;②车站候车室的厕所不低于《城市公共厕所卫生标准》的二类标准,设有机械通风设施,无异味;③旅客列车厕所设有水冲装置且性能完好,保持清洁,集便厕所的列车,应当定期对集便装置进行洗刷消毒,厕所锁闭符合《铁路旅客运输服务质量规范》要求;④清洁厕所使用专用工具,要定时清洗消毒擦拭工具,保持工具清洁。

5. 运营场所吸烟要求

铁路站车公共场所应严格执行控制吸烟的有关规定,在禁止吸烟区域应当设置醒目的禁止吸烟标识,开展吸烟危害健康的宣传。室外公共场所设置的吸烟区不得位于行人必经的通道上,不得设置自动售烟机。

6. 运营场所病媒生物预防及废弃物处理要求

铁路站车公共场所经营者应当配备安全、有效的预防控制蚊、蝇、蟑螂、鼠和其他病媒生物的设备设施,病媒生物密度应当符合卫生标准规范要求,设有防鼠虫装置,控制各类缝隙,落实环境清扫,消除滋生环境,有效防治病媒生物危害。废弃物存放应使用专用设备设施,并保证相关设备设施的正常使用,及时清运废弃物。出库始发列车不得带有垃圾、粪便和污水、废弃物必须在指定车站定点投放或在指定场所卸污。车站的客车线路、站台要保持清洁卫生。

7. 运营场所保洁要求

铁路旅客列车应符合《铁路旅客运输服务质量规范》等要求,严禁携带有碍公共卫生物品进入客运车厢内。邮政车、行李车装运过有碍公共卫生物品或动物,应彻底清扫,保持整洁。站车公共场所应加强保洁管理,明确工作流程,规范保洁操作,工具设备清洁,不留死角盲区,完善检查记录,提升站车环境卫生质量。

旅客列车保洁时,应加强列车室内外清洁,更换的卧具备品不能直接落地、踩踏,彻底清洁座席缝隙、卧铺缝隙、电取暖器、垃圾箱、动车组座椅底部转向架槽等边角缝隙,清除病媒生物滋生地。卫生清扫工具应配备数量充足,分类存放、使用和管理,及时清洗,保持清洁。

铁路提供给旅客使用的用品用具应当保证卫生安全,可以反复使用的用品用具应当一客一换,按照有关卫生标准和要求清洗、消毒、保洁。禁止重复使用一次性用品用具。铁路应当根据经营规模、项目设置清洗、消毒、保洁、盥洗等设备设施和公共卫生间,建立卫生设备设施维护制度,定期检查卫生设备设施,确保其正常运行,不得擅自拆除、改造或者挪作他用。公共场所设置的卫生间,应当有单独通风排气设施,保持清洁无异味。

8. 运营场所饮用水要求

铁路公共场所提供给旅客使用的生活饮用水应当符合国家生活饮用水卫生标准要求。自建集中式供水单位应取得生活饮用水卫生许可证,建立健全饮用水卫生管理制度,供水水质应符合国家生活饮用水卫生标准。

房建、工电、机辆等部门应定期检查车站上水管道和旅客列车水箱等供水设施,并做好水箱清洗消毒,防止污染。列车上水装置应当设有卫生防护设施并保持清洁,上水管管口必须离开地面。列车水箱应按规定进行清洗和消毒。

站车公共场所使用的饮水机应定期清洗消毒,桶装水不得超过保质期限,直饮水设施应按照要求做好日常维护工作,保证饮水卫生安全。铁路疾控机构应组织列车供水站(含客整所和动车所上水站)每季水质检测,检测报告应上报各铁路局集团公司和铁路卫生监督机构,并通报有关单位。对水质达不到卫生标准的,不得向旅客列车供水,督导落实整改措施,经检验合格后恢复供水。

9. 运营场所采光、噪声要求

铁路运营场所的采光照明、噪声应当符合国家卫生标准和要求。应当尽量采用自然光,自然采光不足的,经营者应当配置与其经营场所规模相适应的照明设施。车站候车场所应减少大声喧哗,禁止叫卖经营,控制公共场所噪声,为旅客营造安静、舒适的候车环境。

10. 运营场所安全应急要求

公共场所经营者应当制定公共场所危害健康事故应急预案或者方案,定期检查公共场所各项卫生制度、措施的落实情况,及时消除危害公众健康的隐患。发生危害健康事故的,经营者应当立即处置,防止危害扩大,并及时向县级人民政府卫生行政部门报告。任何单位或者个人对危害健康事故不得隐瞒、缓报、谎报或者授意他人隐瞒、缓报、谎报。

铁路企业的卫生管理办法规定,铁路站车各单位应制定突发公共卫生事件应急处理预案,定期检查防范措施落实情况,及时消除安全隐患。发生食物中毒、饮用水污染、传染病疫情等突发公共卫生事件,应采取控制措施。

(二)运营场所卫生管理要求

公共场所的法定代表人或者负责人是其经营场所卫生安全的第一责任人。公共场所经营者应当设立卫生管理部门或者配备专(兼)职卫生管理人员,具体负责本公共场所的卫生工作,建立健全卫生管理制度和卫生管理档案。

1. 运营场所卫生管理机构

运营场所卫生管理要符合国家有关规定,《卫生条例》对公共场所卫生管理也做出了明确规定,要求公共场所的主管部门应当建立卫生管理制度,配备专职或者兼职卫生管理人员,对所属单位(包括个体经营者)的卫生状况进行经常性检查,并提供必要的条件。铁路作为人员聚集密集的公共场所,专门配备了卫生防疫机构(如铁路卫生防疫站、劳动与卫生部门等)来履行卫生管理工作。

2. 运营场所卫生管理档案

公共场所卫生管理档案应当主要包括下列内容:①卫生管理部门、人员设置情况及卫生管理制度;②空气、微小气候(湿度、温度、风速)、水质、采光、照明、噪声的检测情况;③顾客用品用具的清洗、消毒、更换及检测情况;④卫生设施的使用、维护、检查情况;⑤集中空调通风系统的清洗、消毒情况;⑥安排从业人员健康检查情况和培训考核情况;⑦公共卫生用品进货索证管理情况;⑧公共场所危害健康事故应急预案或者方案;⑨省、自治区、直辖市卫生行政部门要求记录的其他情况。公共场所卫生管理档案应当有专人管理,分类记录,至少保存两年。

3. 卫生人员的管理

经营单位应当负责所经营的公共场所的卫生管理,建立卫生责任制度,对本单位的从业人员进行卫生知识的培训和考核工作。公共场所直接为顾客服务的人员,持有"健康合格证"方能从事本职工作。患有痢疾、伤寒、病毒性肝炎、活动期肺结核、化脓性或者渗出性皮肤病以及其他有碍公共卫生的疾病的,治愈前不得从事直接为顾客服务的工作。除公园、体育场(馆)、公共交通工具外的公共场所,经营单位应当及时向卫生行政部门申请办理卫生许可证。卫生许可证两年复核一次。公共场所因不符合卫生标准和要求造成危害健康事故的,经营单位应妥善处理,并及时报告卫生防疫机构。

(三)运营场所公共卫生监督

各级卫生防疫机构,负责管辖范围内的公共场所卫生监督工作。民航、铁路、交通、厂(场)

矿卫生防疫机构对管辖范围内的公共场所,施行卫生监督,并接受当地卫生防疫机构的业务指导。卫生防疫机构根据需要设立公共场所卫生监督员,执行卫生防疫机构交给的任务。公共场所卫生监督员由同级人民政府发给证书。民航、铁路、交通、厂(场)矿企业卫生防疫机构的公共场所卫生监督员,由其上级主管部门发给证书。公共场所经营者应当按照规定向县级以上地方人民政府卫生行政部门申请卫生许可证。未取得卫生许可证的,不得营业。铁路卫生监督机构承担站车卫生管理具体工作,组织站车卫生监察,实施卫生监督管理,指导改善站车卫生环境。铁路疾控机构承担站车卫生技术支持,完善技术规范,提供技术服务,指导站车单位落实站车卫生要求。

1. 卫生防疫机构对公共场所的卫生监督职责

卫生防疫机构对公共场所进行卫生监测和卫生技术指导。监督从业人员健康检查,指导有关部门对从业人员进行卫生知识的教育和培训,对新建、扩建、改建的公共场所的选址和设计进行卫生审查,并参加竣工验收。

2. 卫生许可证监督

公共场所卫生许可证应当载明编号、单位名称、法定代表人或者负责人、经营项目、经营场所地址、发证机关、发证时间、有效期限。公共场所卫生许可证有效期限为四年,每两年复核一次。公共场所卫生许可证应当在经营场所醒目位置公示。

3. 卫生监督检查

铁路卫生监督机构应加强公共卫生质量监测管理,采取委托检测等方式,定期开展高危食品、饮用水、卫生用品、病媒生物密度等检测工作,定期分析评估公共卫生安全状况,改善站车卫生面貌,提高科学管理水平。

铁路企业卫生部门组织任免站车卫生监督员,并颁发证件。卫生监督员有权对公共场所进行现场检查,索取有关资料,经营单位不得拒绝或隐瞒。卫生监督员对所提供的技术资料有保密的责任。公共场所卫生监督员在执行任务时,应佩戴证章、出示证件。

4. 铁路站车卫生监督监察的主要职责

铁路站车卫生监督监察的主要职责包括:

(1)负责日常检查,监督检查、指导管辖范围内的食品、卫生等法律、法规和铁路有关规章制度的执行情况。

(2)开展现场调查,针对突发事件等情况,采集必需的样本和现场检测,查阅、索取、翻印、复制必要的文字、图片、声像资料等。

站车卫生监督监察对发生危害健康事故(公共场所危害健康事故,指公共场所内发生的传染病疫情或者因空气质量、水质不符合卫生标准,用品用具或者设施受到污染导致的危害公众健康事故)的公共场所,可以依法采取封闭场所、封存相关物品等临时控制措施。经检验,属于被污染的场所、物品,应当进行消毒或者销毁;对未被污染的场所、物品或者经消毒后可以使用的物品,应当解除控制措施。

二、车站、列车厕所卫生

厕所属于公共场所,卫生应符合公共场所卫生要求。国家铁路局发布的《铁路客运站车厕所服务质量监督管理办法》(以下简称《厕所管理办法》)对客运站厕所的卫生服务及管理监督提出了明确要求。《厕所管理办法》中的厕所包括办理旅客运输业务的客运车站厕所、旅客列车配置的固定和移动式厕所、卫生间及盥洗室等。厕所管理办法中包含一般规定、车站厕所要求、列车厕所要求、应急处置等。

1. 一般规定

(1)铁路客运站车厕所内外区域应保持整洁,厕所地面无积水,便池无积便,洗手池清洁无污垢;水龙头、便器及其触发装置应保持洁净。

(2)铁路客运站车厕所保洁应严格使用符合国家环保规定的保洁产品,严格按照除垢剂、杀虫剂等使用说明书中所规定的标准、剂量使用,并妥善保管好药品,防止造成环境影响和污染。

(3)铁路客运站车厕所均应具备良好的通风条件,保证空气质量。

(4)铁路运输企业应当按照国家及地方法律法规、铁路行业管理的要求在铁路客运站车厕所禁烟区域设置明显禁烟标志,并落实国家禁烟有关规定,加强宣传。工作人员应及时制止在客运站车厕所内的吸烟行为,劝阻无效的应及时向有关部门报告。

(5)铁路客运站车厕所应保持便器、冲水装置、盥洗设备齐全,作用良好,安装牢固,无裂损,外观整洁,故障、破损及时修复;厕所间应设隔板和挂钩,宜设置搁物台板,盥洗间应设面镜;厕所应该注意隐私保护,厕间门锁应牢固、可内外开启,设有无人功能提示装置;水冲厕所的水压应保持正常,厕所相关管路、管件应无堵塞、无滴漏;厕所内应设置作用良好、数量充足的采光照明设备。

(6)铁路客运站车厕所应当及时补充所需备品耗材,定位放置。高速铁路车站和普速铁路车站软席以上候车室厕所应配有卫生纸、洗手液(皂),坐便器配一次性坐便垫圈等,普速铁路车站其他候车室厕所按规定配备相关备品;动车组列车,普速列车硬卧、软卧和软座列车车厢以及采用集便装置的厕所配有卫生纸,坐式便器配有一次性垫圈;动车组列车厕所洗脸间配有擦手纸;普速列车软卧(含高级软卧包房)车洗脸间要有洗手液(皂)、擦手纸、垃圾桶。

(7)铁路客运站车应按规定设置无障碍厕所,并保障设备设施作用良好。

(8)铁路客运站车厕所中的厕间、厕位不得被改作他用或长时间占用、停用,临时占用、停用的应尽快恢复。

(9)铁路运输企业应在客运站车厕所适当位置、采用适当方式,向旅客宣传厕所文明和节水环保等信息。

(10)铁路运输企业应当保证旅客列车始发时厕所正常使用。

(11)铁路运输企业应配备足够的吸污设备,满足客运列车运行途中吸污需求。

2. 车站厕所要求

(1)客运车站厕所导向标志应设置醒目、位置恰当、易于识别、内容规范、信息准确。

(2)客运车站厕所设置位置、数量、距离、布局等应充分考虑便于旅客使用,并应考虑瞬时人流量承受负荷,厕位数量、主要设施(面镜、水龙头、便器等)设置、男女厕位比例等均须遵循《铁路旅客车站建筑设计规范》。

(3)客运车站厕所须有单独通风排气系统,有地面排水系统。

(4)客运车站厕所应根据当地气候特点,提供降温保暖措施;厕所设置大门时,门扇与门框间应防夹手。

(5)打扫客运车站厕所应适时进行,尽量减少对旅客如厕影响,并增加小心地滑等安全提示。

3. 列车厕所要求

（1）列车运行途中不得无故关闭厕所。采用非集便式厕所的列车在渡海以及运行在市区、长大隧道、大桥和站停 3 min 及以上的停车站锁闭厕所；中途停车站提前 5 min、终到站提前 10 min 锁闭厕所，并提前对旅客进行提示。采用集便式厕所吸污时或未供电时锁闭厕所；厕所锁闭时，对特殊情况急需使用厕所的旅客，应提供方便。

（2）客运列车厕所专用清扫工具，与车内清扫工具分开定位存放在清洁柜内，无清洁柜的定位隐蔽存放，不影响旅客使用空间，清洁厕所时，作业人员戴保洁专用手套。

（3）设置有封闭式洗脸间、厕所防护栏的列车应确保相关设备安装牢固，并应符合相关装备规范要求。

（4）客运列车厕所内应按规定设置导向标志、安全提示及相应设备设施的提示标志。各种标志应设置醒目、位置恰当、易于识别、内容规范、信息准确。

4. 应急处置

（1）铁路客运车站应针对客流高峰或旅客大量聚集情况，合理设置临时厕所补充厕位数量。

（2）铁路客运站车厕所内如发现安全隐患，应及时排除，排除安全隐患期间，应设置明显的提示信息及隔离设施，防止旅客靠近。

（3）铁路客运站车厕所基本功能单元及设施因故障、耗材短缺等原因导致停用的，应设置明显的提示引导信息。

（4）遇雨雪等恶劣天气应适时开启厕所照明设备。

（5）铁路运输企业应针对客流高峰、设备设施故障、中断行车等影响客运站车厕所正常使用的情况，制定有效应急预案。

（6）集便式厕所列车集便器积满率超过 80％后，在后续行车过程中无法保障旅客正常使用时，应安排就近前方站及时排污、吸污。

（7）铁路运输企业应督促、指导铁路设备制造企业研发、应用新技术、新产品，对相关设备设施进行改造升级，以保证铁路客运站车厕所应急处置措施的有效实施。

（8）铁路设备制造企业生产制造产品要符合铁路客运站车厕所质量、功能的要求，同时做好既有设备设施的产品延伸服务，积极协助铁路运输企业做好设备设施运用的改造升级工作。

三、客车车辆卫生

为提高乘客的舒适度，满足卫生防疫要求，客车车辆部门对运用的客车车辆要认真进行整备，保证客车的外貌和车内环境整洁，各种卫生设施齐全，性能完好。

1. 室内空气卫生

现代客车车辆，均采用空调密封设计，但也容易带来室内空气污染的问题。车辆部门可通过选择合适的新风交换的比例，定期清扫进出风口滤网，定期进行风道消毒处理，以保持车内空调设施使用性能完好，避免病毒、细菌滋生。

2. 饮水卫生

现代客车车辆，均采用电热饮水机，为提高饮水机的工作效率，延长使用寿命，保证饮用水的清洁卫生，车辆部门应加强饮水机净化处理，及时更换滤芯，清理水管水嘴。饮水机外壳应保持清洁，定期用干净抹布进行擦拭。

二次供水设施选址、设计、施工及所用材料,应保证不使饮用水水质受到污染,并有利于清洗和消毒。各类蓄水设施要加强卫生防护,如列车茶炉应定期清洗和消毒。

3. 餐车设备卫生

长途客车车辆,大都配备了餐车,为确保食品安全和旅客用餐卫生,车辆部门要加强餐车设备设施管理,保证餐车电冰箱、冷藏箱正常运用,餐车储藏室、排风扇、排烟罩、水道管道、洗涤槽、百叶窗、地面脚蹬板、加工台面、茶水炉等均应保持清洁完整,性能良好。餐车后厨车壁及各种设备要消除缝隙,防止鼠、蟑栖息。

4. 卧具备品卫生

客车上的重要服务设施之一的卧具备品,不仅直接"贴近"和服务广大旅客,而且也是旅客评价铁路硬件服务设备的重要方面。铁路相关部门应加强列车卧具备品管理,保持卧具备品良好的使用状态,做到一客一换、备品干净整洁,努力为旅客营造健康卫生舒适的乘车环境。

5. 集便系统卫生

现代客车车辆,为了减少线路污染,均采用了真空集便系统。为保证集便系统正常使用,应科学安排地面吸污作业,不定期进行维护和管理。同时,运行途中,洗脸间、厕所、通过台、连接处应保持干燥;洗脸盆、洗手盆应保持干净、畅通无积水,厕所无异味、无污物、无积垢,地面随脏随扫,保持整洁卫生。

6. 检车卫生

检车乘务员所使用的工具、配件要求定位存放,并保持整洁。检车工作要求按时装卸纱窗、电扇,车内通风器,应保持使用性能完好,电扇、席别灯、照明灯具和其他电器设备应保持清洁。检车工作应保证餐车电冰箱、冷藏箱正常运用,餐车储藏室、排风扇、排烟罩、水道管道、洗涤槽、百叶窗、地面脚蹬板,加工台面、茶水炉等均应保持清洁完整,性能良好。

7. 其他方面卫生

客车车辆是人员聚集场所,必须做好防疫工作。车辆部门要加强车厢防疫消杀,特别是乘客接触频繁的处所,要重点进行卫生消毒。客车室内生活垃圾应及时收集,并科学安排地面垃圾投放,避免车辆内垃圾堆积过多。要按时清洗遮阳帘,并保持席别灯、照明灯具和其他电器设备清洁。新造、大修的车辆,必须达到防鼠要求。管道、电缆与墙板间的缝隙不得大于5 mm,运用的车辆缝隙大于5 mm时,应予堵塞。加挂及临编客车,有关部门要提前做好各项卫生整备工作,未经卫生整备或达不到卫生要求的车辆不得编组运用。

 任务训练——站车环境卫生检查评价

一、实训设计

(一)实训目的和要求

1. 对工作场所卫生是否达标有初步判断能力。
2. 有维护铁路车站、列车场所卫生的能力。

(二)实训内容

站车环境卫生检查评价。

二、实训步骤

(一)实训前准备

模拟车站、列车生产场所,对照卫生要求设置不达标或问题比较明显甚至严重的现场环境。

(二)实训

根据实际场景设计现场检查处置脚本,并进行分组模拟演练。

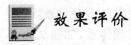 **效果评价**

站车环境卫生检查评价训练评分表

姓　名		地　点		时　间	
实训项目	实训考查要点	分值	小组评分	教师评分	最终得分
站车环境卫生检查评价	脚本撰写	40			
	模拟演练	40			
	注意事项	20			
合　计		100			

典型工作任务二　了解铁路车站及列车食品卫生

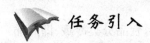 **任务引入**

××年×月×日,××次列车运行至甲站至乙站间时,7车厢11D、11F座一名老人在女儿的陪同下乘坐动车组列车前往重庆,不料途中老人出现头晕恶心,上吐下泻症状。

请思考:

以上案例中老人的症状是不是食物中毒呢?如何处理?

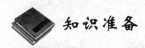 **知识准备**

一、铁路食品安全管理

铁路站车是面向社会运营的公共场所,为加强铁路运营食品安全管理,保障公众身体健康,铁路运输企业制定了《铁路运营食品安全管理办法》(本任务以下简称《食安办法》),并不断进行修订,以适应社会和行业发展的需要。《食安办法》适用于铁路站车和铁路运营站段范围内的食品销售、食品储存、食品运输、餐饮服务等食品安全的监督管理,国家市场监督管理总局负责指导铁路运营食品安全监督管理工作,铁路企业负责组织铁路运营食品安全监督管理工作,铁路食品安全监督管理机构具体承担铁路运营食品安全监督管理工作,并接受所在地省级人民政府食品药品监督管理部门的业务指导。

《食安办法》中的铁路站车是指铁路车站和铁路客货运列车。铁路车站范围指铁路车站主体站房前风雨棚以内、候车室、站台等站内区域。铁路运营站段包括直属车站、车务段、客运段、机务段、供电段、车辆段、动车段、工务段、电务段,以及行车公寓(招待所)、配餐基地等铁路基层单位。铁路运营站段范围指铁路运营站段所属单位围护设施结构以内的地域。

(一)食品经营安全管理

《食安办法》要求铁路运营中的食品生产经营者应当遵守国家食品安全法律、法规、食品安全标准和铁路运营食品安全管理要求,建立健全食品安全管理制度,开展食品安全自查,改善食品生产经营环境,落实进货查验记录和索证索票制度,建立食品安全追溯体系,加强从业人员培训和健康管理,建立食品召回制度,不得从事法律法规禁止的食品生产经营活动。

1. 食品质量和信息管理

铁路站车及规模以上食品生产经营企业应当建立食品安全信息化管理系统,推行食品安全质量体系认证,开展诚信体系建设,提高食品安全管理水平。

2. 食品销售管理

铁路站车食品销售应当实行统一采购、统一进货制度,加强食品销售台账管理,保持场所环境整洁,禁止销售变质或者超过保质期的食品。

食品销售风险点有:

(1)因进货把关不严,或知假售假,购进和销售假劣食品。

(2)在食品运输、储存、销售过程中因不符合食品经营条件要求或操作不当、人员健康管理不到位等原因出现的食品致病菌微生物污染。

3. 铁路餐车经营管理

铁路餐车应当实行集中统一进货制度,净菜、冷热链食品配送上车,食品分类冷藏、即时加工;物品定位存放,餐饮具洗消合格,环境卫生整洁,避免交叉污染;食品加工设备齐全、功能完好,保证食品安全。

4. 铁路职工食堂管理

铁路运营站段职工食堂应当建立开办者第一责任人制度,做到设备设施齐全、功能完好,食品分类冷藏、即时加工和餐饮具洗消合格。落实食品储存、食品加工、通风防尘、防鼠防虫、垃圾处理等风险控制要求,实施食品留样制度,保证食品安全。

5. 铁路快餐管理

铁路运营集中加工快餐盒饭的食品经营企业应当达到厂房洁净、封闭加工、流程合理等控制要求。落实原料检验、半成品检验、成品出厂检验等检验控制要求,实施食品留样措施,做到全程可追溯。盒饭应当标注生产日期,配送应当达到储运温度、时间等控制要求。

(二)食品储存与运输安全

《食安办法》中对食品的储存与运输也做出了明确要求。

1. 运输环境与信息

承运食品的车站应当建立健全食品安全管理制度,符合铁路货物运输规定,保持货场环境卫生整洁,实施食品定点货位存放,做好货品查验登记,保证食品可追溯。

2. 储存环境与条件

承运食品的车站应当落实食品储存通风、防潮、防鼠虫害等风险控制要求,保证食品储存货位达到储存温度、湿度等食品安全标准,禁止食品与有毒、有害物品混放、混装。

3. 储存与运输设备

承运食品的车辆应当符合铁路货物运输管理规定,储存、运输和装卸食品的容器、工具和设备应当安全、无害,保持清洁,标有清洗合格标识,禁止食品与有毒、有害物品混运,防止食品交叉污染。

4. 鲜活食品储存与运输

承运鲜肉类、水产品等易腐败变质食品,应当具有冷藏冷冻设施,并符合温度、湿度等食品安全控制要求。

(三)食品安全监督管理

铁路食品安全监督管理机构应当依照《中华人民共和国食品安全法》(以下简称《食品安全法》)等法律法规规定,对辖区内铁路运营中的食品生产经营活动实施许可和日常监督管理。

1. 监督范围及内容

铁路食品安全监督管理人员凭执法证件在辖区内开展食品生产经营监督检查工作。铁路食品安全监督管理机构应当按照规定对食品进行抽样检验,公布检验结果,并及时向食品药品监督管理部门通报。

2. 监督方法及处理

铁路食品安全监督管理机构在食品安全监督管理工作中可以采用国家规定的快速检测方法对食品进行抽查检测。对抽查检测结果表明可能不符合食品安全标准的食品,依照《食品安全法》的规定进行检验。抽查检测结果确定有关食品不符合食品安全标准的,可以作为行政处罚的依据。

3. 突发事件处理

发生铁路食品运输污染、食物中毒等食品安全突发事件的单位,应当立即报告所属铁路食品安全监督管理机构。

铁路食品安全监督管理机构应当按照《食品安全法》相关规定,制定食品安全突发事件应急预案。发生突发事件后,应当立即采取封存导致或者可能导致食品安全突发事件的食品及其原料、工具、用具、设备设施等控制措施,会同有关部门、铁路疾病预防控制机构进行调查处理,做好食品安全突发事件应急处置工作,并按预案要求报告。

铁路食品安全监督管理机构应当与食品药品监督管理等部门建立应急处置工作协调机制,必要时向相关部门通报食品安全突发事件信息。

4. 安全应急协调处理与行政处罚

铁路运营中的食品生产经营者违反食品安全法律法规的,由铁路食品安全监督管理机构依照有关规定给予行政处罚。涉嫌食品安全犯罪的,按照有关规定移送公安机关依法处理。

二、铁路车站及列车食品卫生管理

为保证铁路车站及列车食品卫生,保障广大旅客和职工的食品安全,铁路主管部门制定了《铁路车站、旅客列车卫生管理办法》,对食品的经营单位卫生资质、安全、品种、储存运输、保质期、采购、加工、消毒及互联网订餐等方面的卫生管理提出了明确要求。

(一)食品经营单位卫生资质

1. 站车经营营业许可

站车单位从事食品经营的,必须依法取得营业执照、食品经营许可证等有效经营资质;从事直接入口食品工作的从业人员应具有健康合格证明,遵守铁路食品安全管理要求,规范站车食品经营。

2. 对外承包资质要求

站车单位对承租、承包食品经营实行统一管理。食品承租、承包企业应资质齐全,取得食品安全体系认证,从事食品生产经营 3 年以上。食品安全专业技术人员应具有 3 年以上食品经营从业经历,具有良好食品安全信誉和保障能力。

3. 食品经营单位管理

站车对外承包经营食品的,要求承包合同明确食品安全责任和义务,严格食品安全管理,加强检查考核,落实管理责任,确保食品安全。站车食品经营必须健全食品安全管理制度,突出源头治理和关键点控制,建立风险控制体系,推行食品安全体系认证,开展食品安全自查,加强从业人员培训和健康管理,提供放心食品。

(二)食品卫生管理

1. 食品供应及储运

站车食品经营应具有与经营的食品品种、数量相适应的食品经营场所和设备设施,做到布局合理,操作流程规范。从事餐饮经营的,应设置食品处理区,推行明厨亮灶,后厨宜采用不锈钢设备设施,做好日常保洁工作,达到内外环境整洁,物品干净整齐,病媒生物密度达标,配送动车食品的高速铁路车站应设有动车食品存储场所或设备设施,设置食品配送通道,并符合食品安全储运要求。

站车食品经营储存食品应符合温度、时间等食品安全控制条件。要降低食品经营损耗率,控制水分活性高的食品,定期查验食品的生产日期和保质期,及时清理变质、超过保质期及其他不符合食品安全标准的食品,并做好相关记录。

旅客列车折返或入库时,应保持餐车供电,无法供电时,餐车冰箱应使用冰排等控温措施。使用冰排仍然无法达到标准的,冰箱内禁止储存食品。

餐车经营冷(热)藏快餐食品时,要严格控制储藏温度、保质时间、食品标注和剩余食品,规范管理食品经营活动,保质期 24 h 以内的冷(热)藏盒饭生产日期应标注到年、月、日、时、分,要采取"售前自检"措施,严禁销售腐败变质、超过保质期和感官性状异常的快餐食品。

2. 食品采购

站车食品经营应实行统一采购进货制度。采购进货时,应索取并查验供货者的相关许可证、营业执照和产品合格证明等文件,符合食品安全追溯要求。落实进货查验制度,实行信息化管理,能够准确记录和及时查询经营食品的生产日期、保质期。餐车沿途补料应选择具有经营资质的定点单位,符合食品安全要求,配置专用运输工具和储运设备,并向所属地铁路卫生监督机构备案。

3. 食品加工

餐饮服务经营应符合食品安全要求,不得加工、使用和销售有腐败变质或者其他感官性状异常的食品,熟食品加工应做到即时制作、烧熟煮透,食品中心温度应达到 70 ℃以上。

食品加工用具和容器应标识明显、定位存放、分类使用、及时清洗消毒。鼓励餐饮企业采取"中央厨房＋冷链配送＋餐饮门店"经营模式，推行餐饮产品化。餐车经营的食品原料应实行地面粗加工，定制定量半成品包装，净菜上车，分类、规范储存，加工前应查验其品质，保证质量安全。

餐车经营临时性团餐时，应保证与加工能力相适应，严格预制管理，做到即时加工，禁止使用剩余食品，实施团餐留样制度，并做好销售记录。

4. 餐车卫生

餐车垃圾实行垃圾袋装，投放于指定站规定位置，餐厨垃圾定点存放，集中统一收集，投放固定位置，不得随意（违规）倾倒污水垃圾。

5. 互联网订餐

从事互联网订餐餐饮服务的应具有互联网订餐匹配的加工与配送能力，配送食品及包装符合食品安全要求，食品标识齐全，不得经营生食海产品、动物性冷食类等高危快餐食品。互联网订餐要严格控制加工与配送时间，常温储运配送时，食品加工、车站转运、列车配送均应在30 min 以内完成，保证旅客可在加工后2 h 内食用。

6. 食品销售

站车销售预包装食品的标签应符合国家食品安全标准要求，达到食品标识评估合格或鼓励取得合格认证，推行含有食品标签内容的二维码识别技术，提升食品标签管理水平。销售保健食品应专区（专柜）销售，注明"保健食品销售专区（或专柜）"字样，食品自动售货销售设备应当放置符合食品储存条件的地点，并载明在《食品经营许可证》上。

高速铁路专项服务赠送食品要引入品牌、名优、规模企业产品，减少采购中间环节，防止经营伪劣低质食品。规范储运管理，要建立退出机制，对检测不合格产品，取消供货资格，提高经营诚信与食品质量。

7. 食品安全

食品餐饮明厨亮灶、后厨硬件条件和整洁程度、信息化管理、食品标签评估认证、食品安全体系认证等应纳入食品安全量化分级管理关键指标，作为 A 级食品经营单位必备条件，提高食品经营品质。对发生（疑似）食物中毒或食源性疾患的，食品生产经营者应积极救治患者，采取停止食品生产经营的临时性控制措施，封闭和保护现场及其食品原料，接受食品安全监督机构调查处置。

三、食品安全事故处理

食品安全事故是指食源性疾病、食品污染等源于食品，对人体健康有危害或者可能有危害的事故。食源性疾病，指食品中致病因素进入人体引起的感染性、中毒性等疾病，包括食物中毒。食物中毒事件发生的主要原因有工作疏漏、操作不当、食品安全意识不高以及食品安全管理不严等。

1. 食物中毒的分类

（1）细菌性食物中毒：因食用被致病菌或者毒素污染的食物而致病。发生率高，发病率不太高。

（2）化学性食物中毒：因食用有毒的化学物质引起或误食被有毒害的化学物质污染的食品

而导致患病,如有机磷农药/鼠药中毒。化学性食物中毒无季节性和地区性,发病率高,死亡率高。

(3)生物性食物中毒:因食用动物性或植物性有毒物质而引起中毒,如食用河豚/扁豆中毒等。

2. 食物中毒报告

《食品安全法》规定,发生食品安全事故的单位应当立即采取措施,防止事故扩大。事故单位和接收病人进行治疗的单位应当及时向事故发生地县级人民政府食品药品监督管理、卫生行政部门报告。县级以上人民政府农业行政等部门在日常监督管理中发现食品安全事故或者接到事故举报,应当立即向同级食品安全监督管理部门通报。发生食品安全事故,接到报告的县级人民政府食品安全监督管理部门应当按照应急预案的规定向本级人民政府和上级人民政府食品安全监督管理部门报告。县级人民政府和上级人民政府食品安全监督管理部门应当按照应急预案的规定上报。任何单位和个人不得对食品安全事故隐瞒、谎报、缓报,不得隐匿、伪造、毁灭有关证据。

《中华人民共和国食品安全法实施条例》规定,发生食品安全事故的单位应当对导致或者可能导致食品安全事故的食品及原料、工具、设备、设施等,立即采取封存等控制措施。县级以上人民政府食品安全监督管理部门接到食品安全事故报告后,应当立即会同同级卫生行政、农业行政等部门依照《食品安全法》第一百零五条的规定进行调查处理。食品安全监督管理部门应当对事故单位封存的食品及原料、工具、设备、设施等予以保护,需要封存而事故单位尚未封存的应当直接封存或者责令事故单位立即封存,并通知疾病预防控制机构对与事故有关的因素开展流行病学调查。疾病预防控制机构应当在调查结束后向同级食品安全监督管理、卫生行政部门同时提交流行病学调查报告。任何单位和个人不得拒绝、阻挠疾病预防控制机构开展流行病学调查。有关部门应当对疾病预防控制机构开展流行病学调查予以协助。

《国家食品安全事故应急预案》规定,食品生产经营者发现其生产经营的食品造成或者可能造成公众健康损害的情况和信息,应当在2 h内向所在地县级卫生行政部门和负责本单位食品安全监管工作的有关部门报告。

3. 应急预案响应

(1)应急处置措施。包括五个方面:①组织指导医疗机构开展食品安全事故患者的救治;②开展流行病学调查与检测,尽快查找食品安全事故发生的原因;③依法强制性就地或异地封存事故相关食品及原料和被污染的食品用工具及用具,消除污染;④对确认受到有毒有害物质污染的相关食品及原料,应当依法责令生产经营者召回、停止经营及进出口并销毁;⑤及时组织研判事故发展态势,并向事故可能蔓延到的地方人民政府通报信息,提醒做好应对准备。

(2)检测分析评估。应急处置专业技术机构应当对引发食品安全事故的相关危险因素及时进行检测,专家组对检测数据进行综合分析和评估,分析事故发展趋势、预测事故后果,为制定事故调查和现场处置方案提供参考。有关部门对食品安全事故相关危险因素消除或控制,事故中伤病人员救治,现场、受污染食品控制,食品与环境、次生、衍生事故隐患消除等情况进行分析评估。

任务训练——铁路旅客食物中毒应急处置

一、实训设计

(一)实训目的和要求

1. 对工作场所旅客食物中毒有初步判断能力。
2. 能完成旅客食物中毒的初步应急处置。

(二)实训内容

站车工作场所旅客食物中毒应急处置。

事件1：××年××站食品安全事件

××年2月17日23：25，××客运段担当的K40××次于赣州东站下交5名疑似食物中毒的旅客。该5名患者为成人4名(2男2女)和男童1名，经赣州东站联系，由120送往赣县区人民医院治疗。

5名患者均反映食用了××站站供盒饭。

事件2：食品标识不合格

××年1月18日，乘坐G××次和G×××次列车，当日往返郑州和北京西两地。该旅客在餐车购买了蛋糕及咖啡，发现咖啡包装袋中的咖啡伴侣小包装食品存在问题：一是广告内容虚假且没有标明出处；二是能量单位标识不合格；三是执行标准未经备案且内容与配料标示不符；四是单个小包装无标签。

2月25日向铁路食安办举报该事件，提出了四项诉求：一是依法处罚；二是给予奖励；三是书面告知结果；四是依法公示处罚结果。

二、实训步骤

(一)实训前准备

模拟车站、列车生产经营场所，旅客旅行过程中出现食物中毒场景。

(二)实训

根据实际场景设计旅客食物中毒处置脚本，并进行分组模拟演练。

 效果评价

铁路旅客食物中毒应急处置训练评分表

姓　　名		地　　点		时　　间	
实训项目	实训考查要点	分值	小组评分	教师评分	最终得分
铁路旅客食物中毒应急处置	脚本撰写	40			
	模拟演练	40			
	注意事项	20			
合　　计		100			

复习思考题

1. 铁路经营的公共场所空气应符合哪些要求？
2. 铁路站车公共场所的公共用品清洗消毒要求有哪些？
3. 《铁路车站、旅客列车卫生管理办法》对运营场所饮用水卫生有哪些要求？
4. 《铁路车站、旅客列车卫生管理办法》对列车公共用品卫生有哪些要求？
5. 铁路旅客列车检车卫生要求有哪些？
6. 《铁路运营食品安全管理办法》对铁路快餐管理有哪些要求？
7. 《铁路运营食品安全管理办法》对食品储存环境与条件有哪些要求？
8. 铁路站车发生食品安全突发事件的应急处置要求有哪些？
9. 铁路运营中的食品生产经营者违反食品安全法律法规时如何处理？
10. 《铁路车站、旅客列车卫生管理办法》对餐车卫生有哪些要求？
11. 《铁路车站、旅客列车卫生管理办法》对互联网订餐有哪些要求？
12. 食物中毒分哪几种？
13. 食物中毒报告规定有哪些？
14. 食物中毒应急处置措施有哪些？

项目五　职业卫生与职业病预防

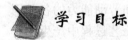 学习目标

1. 知识目标
● 理解职业性有害因素、职业病、职业性多发病等概念
● 掌握职业病的特点及职业病的诊断原则
● 熟悉常见的职业病的危害及其预防措施
2. 能力目标
● 能识别铁路客运作业常见的职业有害因素
● 能开展铁路客运人群健康监护与健康教育宣传
3. 素质目标
● 培养职业意识、团队意识以及良好的职业道德素养和文明行为习惯
● 着力培养吃苦耐劳、团结协作、互助友爱、无私奉献的精神

典型工作任务一　了解劳动卫生

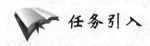 任务引入

　　劳动卫生与国民经济生产结构及生产力发展密切相关,生产过程中的物理、化学、生物因素均有可能对职业人群的健康产生影响。同时,与职业相关的社会心理因素、工效学因素等带来的职业紧张及机体不良负荷,也会影响劳动者的身心健康及劳动能力。保护铁路职工在生产中的安全与健康,是社会主义铁路企业管理的一项重要政策,也是一项重要任务。劳动卫生旨在研究和消除运输、生产和基建中的不安全和有害健康的因素,为职工安排良好的劳动条件,防止伤亡事故、职业病和职业中毒,以及提高劳动生产率,促进生产任务的完成。

　　劳动保护是推动铁路运输安全、确保职工身心健康的必要措施。随着《安全生产法》《中华人民共和国工会法》《中华人民共和国劳动法》的深入贯彻,职工劳动保护显得越来越重要,同时也对工会做好职工劳动保护工作提出了新的要求。铁路劳动保护的基本任务是研究和消除运输、生产和基建中的不安全和有害健康的因素,为职工安排良好的劳动条件,防止伤亡事故、职业病和职业中毒;以及提高劳动生产率,促进生产任务的完成。

请思考:

1. 铁路运输生产过程中主要存在哪些职业性有害因素?

2. 常用的铁路防护用品有哪些?

3. 如何预防职业病或职业性多发病?

 知识准备

一、职业性有害因素

在生产环境和劳动过程中存在的和产生的可能危害职业人群健康和劳动能力的各种因素,统称为职业性有害因素。职业性有害因素按其来源不同可分为生产工艺过程中产生的有害因素、劳动过程中的有害因素、生产环境中的有害因素、机体状态因素四类。

(一)生产工艺过程中产生的有害因素

1. 化学因素:金属、类金属及其化合物,有机溶剂,刺激性、窒息性气体,农药,高分子化合物、生产性粉尘等。

2. 物理因素:异常气象条件、异常气压、电离辐射、非电离辐射、噪声与振动等。

3. 生物因素:生产原料和作业环境中存在的致病微生物或寄生虫等。

(二)劳动过程中的有害因素

1. 劳动组织和制度不合理,劳动作息制度不合理等,如铁路客运职工作息时间不规律,劳动时间过长等。

2. 精神(心理)性职业紧张,如列车驾驶所产生的紧张心理。

3. 劳动强度过大或生产定额不当。

4. 个别器官或系统过度紧张,如光线不足使视力紧张和发音器官过度紧张等。

5. 长时间处于不良体位、姿势或使用不合理的工具用具等,如列车检修过程中的仰焊等。

(三)生产环境中的有害因素

1. 自然环境中的因素,如炎热季节的太阳辐射、高原环境的低气压等。

2. 厂房建筑或布局不合理,如厂房矮小、狭窄,通风、换气不良或采光照明不足等,又如相对狭小封闭的列车环境。

3. 由不合理生产过程所致环境污染,如铁路沿线蒸汽机车排放的烟尘以及二氧化硫污染周围空气是造成大气污染的主要污染源。

在实际生产场所中,往往同时存在多种有害因素并对劳动者的健康产生联合作用。

(四)机体状态因素

1. 不良生理状态

(1)不良工作体位——强迫体位:扁平足、下肢静脉曲张、脊柱变形。

(2)不良健康状况:肝肾功能不全。

(3)特殊生理状态:妊娠期、哺乳期。

(4)营养缺乏。

2. 不良心理状态

(1)职业紧张:工作负荷过重;工作进度过快;轮班制度不合理;人际关系不和谐等。

(2)心理障碍:劳动者封闭、自卑心理,职业不安全感及恐惧心理等。

二、职业性病损

职业性病损指职业性有害因素所致的各种职业性损害,包括职业病、职业性多发病和职业性外伤三类。

(一)职业病

1. 职业病的分类

职业病是指企业、事业单位和个体经济组织等用人单位的劳动者在职业活动中,因接触粉尘、放射性物质和其他有毒、有害物质等因素而引起的疾病。职业病有广义职业病和法定职业病之分。医学上所称的职业病是泛指职业性有害因素所引起的特定疾病,而在立法意义上,职业病指政府所规定的法定职业病。2013 年 12 月 23 日,国家卫生计生委、人力资源社会保障部、安全监管总局、全国总工会 4 部门联合印发《职业病分类和目录》。它将职业病分为 10 类 132 种。

(1)职业性尘肺病及其他呼吸系统疾病。有矽肺,煤工尘肺,石墨尘肺,碳黑尘肺,石棉肺,滑石尘肺,水泥尘肺,云母尘肺,陶工尘肺,铝尘肺,电焊工尘肺,铸工尘肺等,共计 19 种。

(2)职业性放射性疾病。有外照射急性放射病、内照射放射病、放射性皮肤疾病、放射性肿瘤等,共计 11 种。

(3)职业性化学中毒。有铅及其化合物中毒,汞及其化合物中毒,锰及其化合物中毒,氟及其无机化合物中毒,钒及其化合物中毒,磷及其化合物中毒,砷及其化合物中毒,氯气中毒,二氧化硫中毒,光气中毒,氨中毒,氮氧化合物中毒,一氧化碳中毒,二硫化碳中毒,硫化氢中毒,磷化氢、磷化锌、磷化铝中毒,氰及腈类化合物中毒,四乙基铅中毒,有机锡中毒,羟基镍中毒,苯中毒,甲苯中毒,二甲苯中毒,正己烷中毒,汽油中毒,有机氟聚合物单体及其热裂解物中毒,二氯乙烷中毒,四氯化碳中毒,氯乙烯中毒,三氯乙烯中毒,氯丙烯中毒,氯丁二烯中毒,苯的氨基及硝基化合物(不包括三硝基甲苯)中毒,三硝基甲苯中毒,甲醇中毒,酚中毒,五氯酚(钠)中毒,甲醛中毒,硫酸二甲酯中毒,丙烯酰胺中毒,有机磷中毒,氨基甲酸酯类中毒,杀虫脒中毒,溴甲烷中毒,拟除虫菊酯类中毒等,共计 60 种。

(4)物理因素所致职业病。有中暑、减压病、高原病、航空病、手臂振动病等,共计 7 种。

(5)职业性传染病。有炭疽、森林脑炎等,共计 5 种。

(6)职业性皮肤病。有接触性皮炎、光接触性皮炎、电光性皮炎、痤疮、溃疡等,共计 9 种。

(7)职业性眼病。有化学性眼部灼伤、电光性眼炎、白内障(含放射性白内障、三硝基甲苯白内障),共计 3 种。

(8)职业性耳鼻喉口腔疾病。有噪声聋、铬鼻病、牙酸蚀病等,共计 4 种。

(9)职业性肿瘤。有石棉所致肺癌、间皮瘤,联苯胺所致膀胱癌,苯所致白血病,氯甲醚、双氯甲醚所致肺癌,氯乙烯所致肝血管肉瘤,焦炉逸散物所致肺癌等,共计 11 种。

(10)其他职业病。有金属烟热、滑囊炎(限于井下工人)等,共计 3 种。

2. 职业病的诊断

劳动者到用人单位所在地、本人户籍所在地或者经常居住地的职业病诊断机构申请职业病诊断,申请职业病诊断需携带以下材料:

(1)劳动者职业史和职业病危害接触史(包括在岗时间、工种、岗位、接触的职业病危害因素名称等)。

（2）劳动者职业健康检查结果。

（3）工作场所职业病危害因素检测结果。

（4）职业性放射性疾病诊断还需要个人剂量监测档案等资料。

（5）与诊断有关的其他资料。

3. 职业病的鉴定

职业病鉴定是指当事人对职业病诊断机构作出的职业病诊断结论有异议的，向职业病诊断机构所在地设区的市级或省级卫生行政部门申请职业病再诊断的过程。职业病鉴定实行两级鉴定制，设区的市级职业病诊断鉴定委员会负责职业病诊断争议的首次鉴定，省级职业病鉴定结论为最终鉴定。

4. 职业病的预防

职业病是可以预防的，应预防为主、防治结合。按照规定，职业病患者可依法享受职业病待遇。发生职业病，一方面与生产环境中生产性有害因素的深度或强度有关，另一方面又与工人的健康状况有关。而生产性有害因素的浓度或强度又与许多因素有关。例如，与生产工艺流程、管道的密闭程度、企业的管理水平、有无治理措施、个人防护用品的使用等有关。因此，重视职业病的防治工作，采取综合性措施，控制和消除生产有害因素，是完全可以预防职业病的。

预防职业病的主要措施有：

（1）一级预防。

①组织贯彻落实"预防为主"的工业卫生方针，积极采取各种有效措施，坚决同职业病和职业中毒作斗争，使职工在劳动中免受尘毒及其他物理因素的危害。

②技术革新、改革生产工艺，如以无毒或低毒的物质代替有毒或剧毒的物质、以低噪声设备代替高噪声设备等。生产过程实现机械化、自动化，从而减少工人与有害因素接触的机会。

③采取除尘、排毒、降噪、隔离等技术性措施来降低或消除生产性有害因素。

④加强生产设备的管理，防止毒物跑、冒、滴、漏而污染环境。

⑤对新建、改建、扩建和技术改造项目进行"三同时"审查，确保这些项目完成后有害因素的浓度或强度可以达到国家标准。

⑥制订和严格遵守安全操作规程，防止发生意外事故。

⑦加强个人防护，为作业人员提供配套的个体防护设施，监督其佩戴个体防护用品，养成良好的卫生习惯，防止有害物质进入体内。

⑧合理安排休息制度，注意营养，增强机体对有害物质的抵抗能力。

（2）二级预防：通过早期发现、早期诊断、早期治疗防止病损的发展。

①对接触生产性有害作业的工人，进行定期在岗职业健康检查，明确诊断，及时治疗。

②根据国家制定的一系列卫生标准，定期检测作业环境中生产性有害因素的浓度或强度，及时发现问题，及时解决。

③根据国家相关部门制定的标准，定期进行作业场所职业病危害现状评价，对作业场所进行评估。

（3）三级预防。

三级预防能使患者在明确诊断后，得到及时、合理的处理，防止疾病恶化及复发，防止劳动能力丧失。对慢性职业病患者,通过医学监护,预防并发症和伤残,通过功能性和心理康复治疗,做到病而不残,残而不废,达到延长寿命的目的。

(二)职业性多发病

职业性多发病又称工作有关疾病,由于受生产环境及劳动过程中某些不良因素的影响,导致机体抵抗力下降,使某些常见病发病率升高或促使潜在的疾病发作或使现患疾病病情加重、病程延长等,这类疾病并非由职业性有害因素直接引起,但多见于某种职业人群且与职业因素有关。

由于列车车厢内地方小,客流量大,空气污浊,在超常量旅客的服务中,和旅客接触、谈话、整理行李、打扫卫生中的飞沫、尘埃传播细菌、病毒,在机体疲劳、抵抗力下降的情况下,列车员容易发生感冒、咽炎、扁桃体炎、慢性鼻炎等上呼吸系统疾病。同时列车员长期生活在流动的环境中,轮班时间不固定,饮食时间不规律,容易引起胃疼、胃炎、腹泻、胃肠溃疡等消化系统疾病。

预防措施:改善车厢劳动条件,改善列车员的饮食条件,增加饮食种类,做好疾病预防宣传教育。列车员做好自我保护,加强体育锻炼、增强体质。

(三)职业性外伤

1. 定义

职业性外伤是指职业人群在从事生产劳动过程中,由于违反操作规程、缺乏安全操作知识以及必要的防护措施,受外部物理或化学性等因素的直接作用,而导致的突发性意外损伤。

2. 原因

(1)直接原因。

设备、设施、工具、附件的缺陷,气象条件和作业空间不良,违章指挥、违章操作、违反劳动纪律是导致伤亡发生的直接原因。

(2)间接原因。

技术和设计的缺陷,安全教育和培训不足,劳动组织不合理或不严格,安全操作规程缺乏或不健全,实施事故防范措施不认真或缺乏,对事故隐患整改不力,职工身体不适或精神状态不佳是导致伤亡发生的间接原因。

常见职业性外伤为物体打击、机械性伤害、高处坠落、电击伤和化学性皮肤灼伤等。

3. 现场急救

(1)外伤造成高位颈椎脱位或骨折:搬运时要适当固定。

(2)合并大出血:压迫包扎止血。

(3)电击伤:解除电源、心肺复苏、坚持人工呼吸和胸外按压。

(4)化学灼伤:清水冲洗、中度以上者创面不涂任何物质,清洁棉织物包裹转院治疗。

三、铁路劳动防护用品

劳动防护用品是为了保护工人在生产过程中的安全和健康而发放给劳动者个人使用的防护用品,用于防护有灼伤、烫伤或者容易发生机械外伤等危险的操作;用于防护在强烈辐射或者低温条件下的操作;用于防护散放毒性、刺激性、感染性物质或者大量粉尘的操作等。劳动防护用品按照防护部位分为以下几类:

1. 安全帽

安全帽的作用是保护头部不受到坠物和特定因素引起的伤害,由帽壳、帽衬、下颌带及其附件组成,安全帽具有缓冲减振作用和分散应力作用,在受到外力的冲击后,最大程度地保护头部不受伤害。

2. 呼吸护具类

防尘口罩,是从事和接触粉尘的作业人员必不可少的防护用品。防尘口罩只能防尘,防毒面具可以防护有毒气体、吸附气味,且防护性能更强,全面罩防毒面具可以防护呼吸系统、面部、眼睛等。

3. 防护眼罩和面罩

防护眼镜和面罩用以保护作业人员的眼睛、面部,防止外来伤害。分为焊接用眼防护具、炉窑用眼护具、防冲击眼护具、微波防护具、激光防护镜以及防 X 射线、防化学、防尘等眼护具。

(1)防护眼镜的使用注意事项。

①宽窄和大小要适合使用者的脸型。

②镜片磨损、镜架损坏,应及时调换。

③专人使用,防止传染眼病。

④焊接防护面罩的滤光片和保护片要按规定作业需要选用和更换。

⑤防止重摔重压,防止坚硬的物体摩擦镜片和面罩。

(2)防尘面罩分为多次使用型和一次使用型。在有粉尘环境下工作,作业者必须佩戴防尘口罩。

(3)防毒面罩:当作业场所空气中氧含量大于 19%,且有毒有害气体浓度没有超标的情况下可以使用防毒面罩。

4. 听力护具

听力保护器具主要有两大类:一类是置放于耳道内的耳塞,用于阻止声能进入;另一类是置于耳外的耳罩,限制声能通过外耳进入耳鼓、中耳和内耳。需要注意的是,这两种保护器具均不能阻止相当一部分的声能通过头部传导到听觉器官。无论戴耳塞还是耳罩,均应在进入噪声场所前戴好,在噪声区不得随意摘下,以免伤害耳膜。如确需摘下,应在休息时或离开后,到安静处取出耳塞或摘下耳罩。

(1)使用耳塞的注意事项:耳塞在使用后要注意清洁,也要注意耳塞和使用者的耳道是否匹配。虽然耳塞有好几种不同的尺寸,但要由经过考核的人员来决定佩戴者应使用的尺寸。因为各人的耳道大小不一,所以要用不同尺寸的耳塞。

(2)使用耳罩的注意事项:使用耳罩时,应先检查罩壳有无裂纹和漏气现象;佩戴时应注意罩壳的穿戴方法,顺着耳郭的形状戴好;将连接弓架放在头顶适当位置,尽量使耳罩软垫圈与周围皮肤相互密合;如不合适时,应稍事移动耳罩或弓架,使其调整到合适位置。

5. 防护鞋

防护鞋用于防止足部伤害,有防滑鞋、防滑鞋套、防静电安全鞋、钢头防砸鞋等。

6. 防护手套

防护手套用于手部保护,主要有耐酸碱手套、电工绝缘手套、电焊手套、防 X 射线手套、石棉手套、丁腈手套等。厚帆布手套多用于高温、重体力劳动,如炼钢、铸造等工种;薄帆布、纱线、分指手套主要用于检修工、起重机司机和配电工等工种；翻毛皮革长手套主要用于焊接工种；橡胶或涂橡胶手套主要用于电气、铸造等工种。

7.防护服

防护服用于保护职工免受劳动环境中的物理、化学因素的伤害。防护服主要应用于消防、军工、船舶、石油、化工、喷漆、清洗消毒、实验室等行业与部门。防护服分为特殊防护服和一般作业服两类，特殊作业防护服包括防静电工作服、防化工作服、防火抗热工作服、抗油和抗水防护服等，一般作业防护服主要是防污和防机械磨损。

8.护肤用品

护肤用品用于外露皮肤的保护。皮肤防护用品在一般生产中很少用到，主要在一些对皮肤有强烈刺激的生产场合使用，分为膏状或液体两种类型。

 任务训练——劳动防护用品的使用

一、实训设计

(一)实训目的和要求

1.掌握铁路常用防护用品使用注意事项。

2.实操防护用品使用。

(二)实训内容

铁路常用防护用品使用。

二、实训步骤

(一)实训前准备

准备铁路旅客运输常用劳动防护用品，如面罩、眼罩、口罩等。

(二)实训

自行设计劳动防护用品使用场景，并在规定时间内完成相应防护用品的使用操作。

 效果评价

劳动防护用品的使用训练评分表

姓　名		地　点		时　间	
实训项目	实训考查要点	分值	小组评分	教师评分	最终得分
劳动防护用品的使用	场景设计	40			
	防护用品选用	20			
	防护用品使用	40			
合　计		100			

典型工作任务二　常见职业病及预防

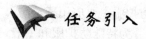

任务引入

　　职业病是生产劳动过程中,由于职业性的有害物质而引起的疾病。铁路职业病是广大职工进行铁路运输生产过程中产生的特异性疾病,应该根据国家有关职业病防治的方针与政策,加强铁路职业病防治工作,以保护广大铁路职工的身体健康和铁路运输生产的顺利进行。

　　请思考:

　　1. 铁路职工有哪些常见的职业病?

　　2. 常见职业病对人体健康会产生哪些危害?

　　3. 在运输与生产过程中如何预防职业病的发生?

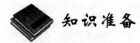

知识准备

一、高温作业与职业中暑

(一)高温作业

　　高温作业指工作地点有生产性热源,以本地区夏季室外温度为参照,工作地点的气温高于室外2 ℃或2 ℃以上的作业属于高温作业。常见的高温作业有建筑、农业、环卫、线路维护等高温季节的户外露天作业,炼钢、铸造、砖瓦等存在热源的室内高温强辐射作业,印染、缫丝、造纸等工业中液体加热或蒸煮等室内高温高湿作业。高温作业环境下,热辐射强度大,劳动强度高,人体极易因体内热蓄积或水、电解质平衡失调,而发生职业性中暑。

　　生产性热能是指在生产过程中能够产生和散发热量的生产设备、产品或工件等产生的热能。铁路企业主要产生生产性热源的有内燃机车柴油机、锅炉、处所(内燃机车驾驶室和机房、空调发电车机房)等,接触生产性热源的作业人员有内燃机车乘务员、地勤检修人员、空调发电车司机等。从事铁路企业高温作业的人员包括线路工、巡道工、探伤工、信号工、接触网工、调车作业人员、列检作业人员、房建施工作业人员等。

(二)职业性中暑

　　1. 概念

　　中暑是人在高温环境下机体因热平衡和(或)水盐代谢紊乱等而引起的一种以中枢神经系统和心血管系统障碍为主要表现的急性热致疾病。环境温度过高、湿度过大、风速小、劳动强度过大、劳动时间过长是中暑的主要致病因素。过度劳累、睡眠不足、体弱、肥胖都易诱发中暑。按照发病机制不同,可将中暑分为热射病、热痉挛、热衰竭三种类型。

　　2. 临床表现

　　(1)热射病

　　热射病是人在热环境下,散热途径受阻,体温调节机制紊乱所致。其临床特点是,在高温环境中突然发病,体温可高达 40 ℃以上,开始时大量出汗,以后无汗,并伴有干热和意识障碍、嗜睡、昏迷等中枢神经系统症状。

（2）热痉挛

热痉挛是由于高温过量出汗,体内钠、钾过量丢失所致。其临床特点是骨骼肌突然痉挛,并伴有收缩痛。痉挛以腓肠肌等四肢肌肉和腹肌为多见。痉挛发作多对称性,自行缓解,患者神志清醒,体温正常。

（3）热衰竭

热衰竭发病机制不明确。多数认为在高温、高湿环境下,皮肤血流的增加不伴有内脏血管收缩或血容量的相应增加,导致脑部暂时供血减少而晕厥。发病一般迅速,先有头昏、头痛、心悸、出汗、恶心、呕吐、皮肤湿冷、面色苍白、血压下降,继而晕厥,体温不高或稍高;休息片刻即可清醒,一般不引起循环衰竭。

3. 中暑的诊断

根据《职业性中暑诊断标准》,将中暑分为先兆中暑、轻症中暑、重症中暑三级。

（1）先兆中暑

在高温环境中工作一定时间后,出现头昏、头痛、口渴、多汗、全身疲乏、心悸、注意力不集中、动作不协调等,体温正常或略高。

（2）轻症中暑

先兆中暑症状加重,伴面色潮红、大量流汗、脉速等,体温升高至 38.5 ℃。

（3）重症中暑

除上述症状外,不能继续劳动,在工作中出现昏迷或痉挛,皮肤干燥无汗,体温在 40 ℃以上。

4. 中暑的治疗

先兆中暑和轻症中暑者,应迅速离开高温作业环境,到通风良好的阴凉处安静休息。补充含盐清凉饮料,必要时给予人丹（处方药,必要时在医师指导下给予）、解暑片、藿香正气口服液。对热痉挛者,及时口服含盐清凉饮料,必要时给予葡萄糖生理盐水静脉点滴。对重症中暑者,应迅速送入医院进行抢救。迅速降低过高的体温,纠正水、电解质紊乱和酸碱失衡,积极防治休克和脑水肿。

5. 中暑的预防

为了加强高温天气作业劳动保护工作,预防中暑事件的发生,铁路企业作业人员应掌握防暑降温基本常识和预防中暑措施,养成良好的生活习惯。

（1）技术措施

合理工艺设计,疏散、隔离热源,通风降温等。

（2）保健措施

合理饮水、饮食,一般每人每天供水 3～5 L,补水的同时注意补盐,以含氯化钠 0.1%～0.2%为宜,以高蛋白、高维生素、易消化膳食为主。加强个人防护（白色帆布工作服、草帽等）、医疗预防（上岗前查体、入暑前查体）。凡有心血管疾病、持久高血压、溃疡病、活动性肺结核、肝肾疾病、甲亢等患者,均不宜从事高温作业。

（3）组织措施

严格执行高温作业卫生标准,合理安排作息,进行高温作业前热适应锻炼。

6. 铁路企业室外作业人员防暑降温措施

用人单位应在作业场所采取通风降温技术措施;为高温作业提供含盐清凉饮料;做好职业

健康监护工作,对高温作业工人应在高温季节来临前实行职业健康体检,发现有高温作业禁忌证者,应及时调离工作岗位;室外作业避开中午高温、强日晒时段,安排早晚工作,减轻劳动强度。劳动者需合理调节饮食,及时补水,使用防暑降温用品;遵守高温作业的安全规则和保健制度。

(1)铁路企业室外作业人员(所有工种)必须按规定穿戴防护用品;作业现场必须配足生活用水、清凉饮料、防暑药品、灭蚊物品等,野外作业要携带蛇药。有条件的组织人员将西瓜、绿豆稀、防暑汤等防暑降温物资送到作业现场。

(2)根据国家有关职业卫生标准,入暑前组织完成"双高"作业人员的体检,防止员工因患有职业禁忌证而在生产过程导致人身伤亡事故。

(3)在连续高温期间,根据生产特点和具体条件,及时调整作息时间,避开和减少高温时段作业,严格控制加班加点,保证生产人员休息,适当减轻劳动强度。

(4)对于施工作业人员,因天窗修、紧急故障抢修等原因不能避开高温时段的作业和没有防暑降温设施作业场所作业时,要督促个人做好防护,有条件的要搭建简易凉棚和设置机械通风设备。

(5)对于机车乘务员,应确保公寓、调车点、候班室、休息室、食堂等处所的防暑降温设备设施状态良好;做好备班楼空调的养护和维修,确保乘务员备班质量,保证班前休息好;配足生活用水、防暑药品、蛇药。

(6)对于轨道车司乘人员,应确保轨道车配备的空调、发电机正常运转;严格落实候班制度,重点抓好班前休息;配足生活用水、防暑药品、蛇药。

(7)对于机务、车辆检修人员,应确保休息室等处所的防暑降温设备设施状态良好;作业时要携带蛇药。

(8)对于调车作业人员,应确保休息室、备班室等防暑降温设备设施状态良好;严格落实备班制度,重点抓好班前休息;作业时要携带蛇药。

(9)各单位要加强对防暑设备设施和防暑降温工作措施落实情况进行专项检查。

(10)积极改善施工或作业地点生产生活环境。要认真落实施工或作业地点现场管理规定,积极采取措施,加强通风降温,确保施工及作业人员宿舍、食堂、厕所、淋浴间等临时设施满足防暑降温需要,并为施工及作业人员提供清凉饮料和常用防暑药品,尤其是施工现场的宿舍和食堂必须安装电扇,有条件的单位,应在宿舍安装空调。

二、职业性噪声及危害

(一)生产性噪声

在生产过程中产生,其频率和强度没有规律,听起来使人感到厌烦的声音,称为生产性噪声。按照来源,生产性噪声可以分为机械性噪声、流体动力性噪声、电磁性噪声。

1. 机械性噪声

机械性噪声指由于机械的撞击、摩擦、转动所产生的噪声,如冲压、切割、打磨机械等发出的声音。

2. 流体动力性噪声

流体动力性噪声指气体压力或体积的突然变化或流体流动所产生的声音,如空气压缩或释放(汽笛)发出的声音。

3. 电磁性噪声

电磁性噪声指由于电磁设备内部交变力相互作用而产生的声音,如变压器所发出的声音。国际上评价生产性噪声多用 A 声级,以 dB(A)表示,可直接从声级计上读出。

(二)铁路噪声

以内燃机车为动力的列车,速度在 160 km/h 以下,其噪声主要是由机车噪声和轮轨噪声组成。机车噪声主要是排气噪声和发动机噪声。当车速较低时,机车噪声是列车的主要噪声源。轮轨噪声主要是轮轨撞击和摩擦噪声,轮轨噪声的强弱与行车速度、车厢长度、每列车的车厢数目、每个车厢的轮轴数目、轨道的技术状态等有密切关系,当机车高速行驶时,轮轨噪声将成为主要噪声源。

运行速度在 160 km/h 以上(一般为 200～300 km/h)的铁路噪声主要由轮轨噪声、集气系统噪声、空气动力性噪声和(高架)桥梁噪声组成。

(三)噪声对人体健康的危害

噪声对人体的作用可分为特异作用(对听觉系统)和非特异作用(对其他系统)两种。

1. 听觉系统

噪声对人体听觉系统的危害主要表现为听觉敏感度下降、听力阈值升高、语言接收和信号辨别力变差,严重时可造成耳聋。噪声引起的听阈位移分为暂时性和永久性两种。一般是先出现听觉适应、暂时性听阈位移,属于可恢复的生理性改变。继续接触高强度噪声,就可能发生永久性听阈位移,早期以影响高频听阈为主,时间延长会导致全频受损,甚至噪声性耳聋,属于不可恢复的改变。

(1)暂时性听阈位移

暂时性听阈位移是指人或动物接触噪声后引起听阈变化,脱离噪声环境后经过一段时间听力可恢复到原来水平。根据变化程度不同分为听觉适应和听觉疲劳。

①听觉适应:指短时间暴露在强烈噪声环境中,感觉声音刺耳、不适,停止接触后,听觉器官敏感性下降,脱离接触后对外界的声音有"小"或"远"的感觉,听力检查听阈可提高 10～15 dB(A),离开噪声环境 1 min 之内可以恢复。

②听觉疲劳:指较长时间停留在强烈噪声环境中,引起听力明显下降,离开噪声环境后,听阈提高 15～30 dB(A),需要数小时甚至数十小时听力才能恢复。

(2)永久性听阈位移

永久性听阈位移是指噪声引起的不能恢复到正常水平的听阈升高。根据损伤的程度,永久性听阈位移又分为听力损伤及噪声性耳聋。

①听力损伤:患者主观无耳聋感觉,交谈和社交活动能够正常进行。

②噪声性耳聋是人们在工作过程中,由于长期接触噪声而发生的一种进行性的感音性听觉损伤。随着损伤程度加重,高频听力下降明显,同时语言频率(500～2 000 Hz)的听力也受到影响,语言交谈能力出现障碍。

2. 非听觉系统

(1)对神经系统影响

可出现头晕、头痛、睡眠障碍和全身乏力等类神经征,有的表现为记忆力减退和情绪不稳定,如易激怒等。

（2）对心血管系统的影响

长期接触强的噪声可以引起血压持续性升高。

（3）对内分泌及免疫系统的影响

机体肾上腺皮质功能增强,免疫功能降低。

（4）对消化系统及代谢功能的影响

工人接触噪声可以出现胃肠功能紊乱,食欲缺乏,胃液分泌减少,胃的紧张度降低、蠕动减慢等变化。

（5）对生殖功能及胚胎发育的影响

接触噪声的女工有月经不调现象,表现为月经周期异常、经期延长、经血量增多及痛经等。接触高强度噪声,特别是 100 dB(A)以上强噪声的女工中,妊娠高血压综合征发病率有增高趋势。

（6）对工作效率的影响

在噪声干扰下,人会感到烦躁,注意力不能集中,反应迟钝,不仅影响工作效率,而且降低工作质量。

3. 爆震性耳聋

在某些特殊条件下,如进行爆破,由于防护不当或缺乏必要的防护设备,可因强烈爆炸所产生的冲击波造成急性听觉系统的外伤,引起听力丧失。爆震性耳聋因损伤程度不同,可伴有鼓膜破裂,听骨破坏,内耳组织出血等,还可伴有脑震荡等。临床表现为耳鸣、耳痛、恶心、呕吐、眩晕,听力检查严重障碍或完全丧失。轻者可部分或大部分恢复,重者可致永久性耳聋。

（四）噪声危害的预防

1. 工作场所噪声接触限值

生产场所噪声强度最大不得超过 115 dB(A),生产车间稳态噪声限值为 85 dB(A)。

2. 控制噪声源

控制噪声源是从根本上解决噪声危害的一种方法。

3. 控制噪声的传播

采取吸声、消声、隔声、隔振、阻尼等声学处理措施控制噪声的传播。

4. 个体防护

要求作业人员配备耳罩、耳塞。

5. 健康监护

对上岗前的职工进行体格检查,检出职业禁忌证,如听觉系统疾患、中枢神经系统疾患、心血管系统疾患等。对在岗职工则进行定期的体检,以早期发现听力损伤。

6. 管理措施

掌握噪声危害现况,制定噪声危害控制计划并组织实施;监督检查护耳器的选择、使用和维护;建立职工健康监护档案;合理安排劳动和休息,缩短暴露时间,休息时应离开噪声环境,使听觉疲劳得以恢复等。

三、振动与振动病

（一）振动的分类

振动是宇宙普遍存在的一种现象,围绕一个平衡点来回往复运动。长期接触生产性振动可对机体产生不良影响。根据振动作用于人体的部位和传导方式不同,可将生产性振动相对分为局部振动和全身振动。

1. 局部振动

局部振动是振动通过振动工具、振动机械或振动工件传向操作者的手和前臂。局部振动常见于以下工作:

(1)操作锤打工具,如操作凿岩机、空气锤、筛选机、风铲、捣固机和佛钉机等。

(2)手持转动工具,如操作电钻、风钻、喷砂机、金刚砂抛光机和钻孔机等。

(3)使用固定轮转工具,如使用砂轮机、抛光机、球磨机和电锯等。

2. 全身振动

全身振动是由振动源(振动机械、车辆、活动的工作平台)通过身体的支持部分(足部和臀部),将振动沿下肢或躯干传导至全身引起的振动。全身振动常见于驾驶交通运输车辆与使用农业机械,如驾驶汽车、使用脱粒机等。

3. 影响振动作用的主要因素

振动的频率、振幅和加速度是振动作用于人体的主要因素。另外,气温(尤其是寒冷)、噪声、接触时间、体位和姿势、个体差异、被加工部件的硬度、冲击力及紧张等因素均可影响振动对人体的作用。

(二)振动对人体的危害

1. 局部振动病

长期持续使用振动工具能引起末梢循环、末神经和骨关节肌肉运动系统的障碍,严重时可引起国家法定职业病——局部振动病。局部振动病也称职业性雷诺现象、振动性血管神经病或振动性白指病等。发病部位多在上肢末端,典型表现为发作性手指变白。初期的临床表现为手麻、手胀、手痛、手掌多汗、手臂无力和关节疼痛,指端振动觉和手指痛觉减退。中期表现为白指,手部痛觉、振动觉明显减退或手指关节肿胀、变形,手部肌肉轻度萎缩。晚期表现为白指累及全手关节,手部肌肉明显萎缩或出现"鹰爪样"手部畸形,严重影响手部功能。

2. 全身振动对人体的危害

接触强烈的全身振动可能导致内脏器官的损伤或位移,周围神经和血管功能的改变,可造成各种类型的、组织的、生物化学的改变,导致组织营养不良,如足部疼痛、下肢疲劳、足背脉搏动减弱、皮肤温度降低;振动加速度还可使人出现前庭功能障碍,导致内耳调节平衡功能失调,出现脸色苍白、恶心、呕吐、出冷汗、头疼头晕、呼吸浅表、心率和血压降低等症状。晕车晕船即属全身振动性疾病。全身振动还可造成腰椎损伤等运动系统影响。

(三)振动的防护措施

(1)采用正确的操作方式,符合人机工效学要求。

(2)使用防振手套、减振座椅。

(3)限制作业时间和振动强度。

(4)注意保暖。

(5)改革工艺,尽量降低振动速度。控制振动源,避免共振现象,采用减振和隔振措施,如采用焊接等新工艺代替铆接工艺;采用水力清砂代替风铲清砂;工具的金属部件采用塑料或橡胶材料,减少撞击振动。

(6)做好职业健康检查工作。上岗前进行职业健康检查,如发现有多发性周围神经病或雷诺病,则避免从事振动工作。在岗期间进行两年一次的职业健康检查,如发现疑似手臂振动病或多发性周围神经病,及时调离。离岗时进行职业健康检查,分清界限,以免职工离职后发现患有职业病出现责任纠纷。

四、紫外线辐射

太阳向宇宙空间以电磁波形式放射的辐射能流,称为太阳辐射。到达地面的太阳辐射,其光谱组成通常分为:紫外线(200~400 nm)、可见光(400~760 nm)和红外线(760~2 600 nm)。适量的太阳辐射能增进人体健康,使机体代谢旺盛、生理机能增强,增加对疾病的抵抗力。例如,紫外线适度的照射可以预防佝偻病的发生。此外,不同波长的辐射线还有各自的特殊作用。过量太阳紫外线辐射暴露则可能使皮肤晒黑甚至引起的疾病。

(一)接触机会

凡物体温度1 200 ℃以上,辐射光谱中即可出现紫外线,随温度的增高紫外线的波长变短,强度变大。电焊、气焊、电炉炼钢、紫外线照射等工作场合均可接触紫外线。

(二)健康危害

1. 对皮肤的危害

皮肤受到强烈的紫外线辐照,可引起皮肤红斑、水泡、水肿,停止照射24 h后可有色素沉着,甚至引起皮肤灼伤和皮肤红斑。长期暴露于紫外线环境中可使皮肤皱缩、老化,更有甚者诱发皮肤癌。

2. 对眼睛的危害

眼睛吸收过量紫外线可引起角膜结膜炎,在阳光照射的冰雪环境下作业时,大量反射的紫外线可引起角膜、结膜损伤,称为雪盲症。其发作需经过一定的潜伏期,一般为6~8 h,故常在夜间或清晨发作,起初仅有眼睛异物感或不适,后有眼部烧灼感或剧痛,伴有高度畏光、流泪和视物模糊。检查可见球结膜充血、水肿,瞳孔缩小,对光反应迟钝,眼见皮肤潮红。

(三)预防措施

1. 减少接触

限制正午暴露于太阳的时间,上午10:00至下午2:00太阳的紫外线最强,在这几个小时内尽可能避免暴露于太阳直射。

2. 个体防护

穿着防护服、戴宽边帽子可为眼睛、耳朵、脸部和后颈提供良好的防晒作用。戴太阳镜将极大地减少由太阳暴露造成的眼损伤。在室外工作时使用并每两个小时擦抹一次防晒霜,能够有助于保护皮肤免受紫外线辐射。

 任务训练——职业病调查问卷设计与调查

一、实训设计

(一)实训目的和要求

1. 掌握常用调查问卷的结构和设计注意事项。

2. 能够根据实际情况设计职业病相关调查问卷。

3. 会通过问卷的调查来收集资料。

(二)实训内容

职业病调查问卷的设计与调查。

二、实训步骤

(一)实训前准备

问卷又称调查表或询问表,它是市场调查的一种重要工具,用以记载和反映调查内容和调查项目的表示。

1. 问卷的组成部分

一份正式的调查问卷一般包括以下三个组成部分。

(1)问候及填写说明。以亲切的口吻问候被调查者,使被调查者感到礼貌、亲切,从而增加回答问题的热情。简要说明填写要求,以提高调查结果的准确性。

(2)调查内容。这是问卷的主体部分。将调查的若干问题有次序地进行排列,要求被调查者回答。

(3)被调查者基本情况,包括被调查者的性别、年龄、职业、文化程度等,根据调查需要,选择列出,其目的是便于进行资料分类和具体分析。

2. 问卷的功能

(1)能正确反映调查目的,具体问题,突出重点,能使被调查者乐意合作,协助达到调查目的。

(2)能正确记录和反映被调查者回答的事实,提供正确的情报。

(3)统一的问卷还便于资料的统计和整理。

3. 问卷提问的方式

(1)封闭式提问。在每个问题后面给出若干个选择答案,被调查者只能在这些被选答案中选择自己的答案。在设计问卷时要注意让其回答起来方便,例如,尽可能划 0、×或√,少写文字。

(2)开放式提问。允许被调查者用自己的话来回答问题。由于采取这种方式提问会得到各种不同的答案,不利于资料统计分析,因此在调查问卷中不宜过多。

4. 问卷的设计要求

无论是封闭式还是开放式提问,在设计时都要注意以下原则:

(1)问卷不宜过长,问题不能过多,一般控制在 20 min 左右回答完毕。

(2)能够得到被调查者的密切合作,充分考虑被调查者的身份背景,不要提出对方不感兴趣的问题。

(3)要有利于使被调查者做出真实的选择,因此答案切忌模棱两可,使对方难以选择。

(4)不能使用专业术语,也不能将两个问题合并为一个,以至于得不到明确的答案。

(5)问题的排列顺序要合理,一般先提出概括性的问题,逐步启发被调查者,做到循序渐进。

(6)将比较难回答的问题和涉及被调查者个人隐私的问题放在最后。

(7)提问不能有任何暗示,措辞要恰当。

(8)为了有利于数据统计和处理,调查问卷最好能直接被计算机读入,以节省时间,提高统计的准确性。

(二)实训

自行设计常见职业病调查问卷,并进行现场调查。

 效果评价

职业病调查问卷设计与调查训练评分表

姓　　名		地　　点		时　　间	
实训项目	实训考查要点	分值	小组评分	教师评分	最终得分
职业病调查问卷设计与调查	问卷设计	40			
	问卷调查	40			
	注意事项	20			
合　　计		100			

 复习思考题

1. 常用的劳动保护有关的法律法规有哪些?
2. 什么是职业性有害因素?
3. 职业性有害因素有哪些?
4. 什么是职业病?分哪几种?
5. 什么是职业性外伤?
6. 什么是劳动防护用品?常用的有哪些?
7. 常见职业病有哪些?
8. 职业性中暑的临床表现有哪些?
9. 铁路噪声主要有哪些?

参 考 文 献

[1] 张小来.传染病护理[M].2版.北京:人民卫生出版社,2020.

[2] 李兰娟,任红.传染病学[M].9版.北京:人民卫生出版社,2018.

[3] 李兰娟,翁心华.感染性疾病[M].北京:人民卫生出版社,2016.

[4] 傅华.预防医学[M].7版.北京:人民卫生出版社,2020.

[5] 国家铁路局.旅客列车卫生及检测技术规定:TB/T 1932—2014[S].北京:中国铁道出版社,2014:5,9.

[6] 刘晓峰,田琳.铁路站车病媒生物防治信息管理现状与对策[J].中华卫生杀虫药械,2014,20(6):598-602.

[7] 唐伟,吕艳朋,万宁.铁路站车病媒生物防治外包服务现状及监督管理[J].铁路节能环保与安全卫生,
    2019,9(6):26-28.

[8] 侯屹,杨林,叶云龙,等.铁路站车病媒生物防制的措施与策略[J].医学动物防制,2015,31(7):784-785.

[9] 张琦,董会生,潘红延.媒介生物防制技术[J].检验检疫科学,2007,17(1/2):152-156.

[10] 虞海燕,吴奉,刘军,等.探索铁路有害生物防控与监管的有效对策[J].医学动物防制,2013,29(7):
    758-762.

[11] 邹钦.空调旅客列车发生蚊虫滋扰的原因及调查分析[J].中国媒介生物学及控制杂志,1979,8(4):4.

[12] 杨波,罗雁飞.旅客列车臭虫防治方法与策略探讨[J].医学动物防制,2014,30(9):1031-1034.

[13] 张志特,杜小川.铁路旅客列车臭虫防治现状与对策[J].铁路节能环保与安全卫生,2019,9(6):33-35.

[14] 郝丽萍,刘俊茹,蔡平生.旅客列车鼠害防治现状与对策[J].中国公共卫生管理,2005,21(3):210-211.

[15] 孙晨熹.蟑螂防治进展[J].医学动物防制,2003,19(5):300-303.

[16] 田琳,刘晓峰,周维华.地铁站车病媒生物防治工作中信息化建设探讨[J].中华卫生杀虫药械,2015,21
    (5):531-533.

[17] 中国疾病预防控制中心新型冠状病毒肺炎应急响应机制重点场所防护与消毒技术组.新型冠状病毒肺
    炎疫情期间公共交通工具消毒操作技术指南[J].中华预防医学杂志,2020,54(4):344-346.

[18] 中华人民共和国卫生部.医疗机构消毒技术规范:WS/T 367—2012[S].北京:中国标准出版社,2012.

[19] 刘普涛,范长义.一起旅客列车臭虫侵害事件的调查与处理[J].中国媒介生物学及控制杂志2015,26
    (5):536.